The
YOGA
MIND
요가마인드

The
YOGA
MIND
요가마인드

**깊이 있는 요가 수련을 위한
요가 철학의 핵심 원리 52**

리나 자쿠보윅스 지음 ｜ 문지영 옮김

터치아트

책머리에

20여 년 전, 내가 처음 요가 철학을 공부하기 시작했을 때만 해도 대부분의 요가 철학서는 너무 방대하거나 학술적이어서 읽기가 여간 어려운 게 아니었다. 그때 좀 더 쉽게 쓰여 편하게 읽을 수 있는 책이 있으면 좋겠다는 생각을 했었는데, 그때의 경험이 이 책을 쓰게 된 동기가 되었다. 이 책에는 후배 요기들이 요가 철학에 좀 더 쉽게 입문할 수 있기를 바라는 나의 마음과 그간의 수련과 성찰, 연구, 질문과 다짐들이 고스란히 녹아 있다. 복잡한 요가 철학을 간소한 형식을 통해 짧게 요약해서 전달하고자 노력했다.

내가 처음으로 철학에 관심을 갖게 된 것은 16살 때였다. 벤저민 호프의 《곰돌이 푸, 인생의 맛 *The Tao of Pooh*》을 읽고 내면의 철학적 사유에 처음으로 눈떴다. '나는 누구인가?', '나는 이 세상에서 어떤 존재인가?' 하는 질문들이 마음속에서 올라왔지만 그에 대한 대답은 어디에서 찾아야 하는 것인지, 또 무엇을 공부해야 하는 것인지 전혀 감이 잡히지 않았다. 그러는 사이 몇 년의 시간이 흘렀고 나는 요가 아사나 수련을 시작했다. 그러던 어느 날, 파탄잘리의 《요가수트라》를 만나게 되었다. 요가수트라는 진정한 자아의 궁극적 깨달음, 영원한 행복과 자유의 경지에 관한 선인 파탄잘리의 가르침이 담긴 책이다. 그때 나의 머리로는 도무지 이해할 수 없었지만, 요가수트라가 진리의 가르침을 담고 있다는 것은 본능적으로 알 수 있었다. 자연스럽게 나는 요가수트라에 깊이 빠져들었고, 구도의 길에 첫발을 내딛는 계기가 되었다.

내가 요가 수련을 시작한 것은 2000년도부터다. 당시에는 육체적 요가인 요가 아사나 외에 요가를 더 깊이 공부하고 싶어 하는 사람을 위한 자료가 많지 않았던 때라 열심히 발로 뛰며 공부해야 했다. 그때를 시작으로 나는 삶을 새로운 시각으로 보는 방법을 배우고 익히는 데 20여 년의 세월을 헌신했다. 나는 먼저 우리가 살고 있는 물질세계의 이면과 내 안에 언제나 존재하는 영원한 행복과 자유의 원천에 대한 가르침에 대해 깨닫게 되었다. 한동안 부지런히 수행하며 삶의 충만함에 감사할 줄 알게 되었고, 분노에 사로잡히지 않을 뿐 아니라 두려움의 노예가 되지 않는 법을 배우는 등 나 자신이 더 나은 사람으로 변화해갈 수 있는 길을 찾게 되었다.

그 후 몇 년 동안 같은 수련법을 이어가던 중 나에게 뭔가 채워지지 않고, 풀리지 않는 부분이 생겼고, 조금씩 답답한 마음이 드는 시기를 거치면서 나는 다시 구도에 매진했다. 그리고 마침내 베단타 철학과 나의 영원한 스승 스와미 파르타사라티를 만나는 또 한 번의 전환점이 찾아왔다. 그는 베단타 승려로 60년 넘게 구도자의 삶을 살아온 분이다.

베단타 철학은 그간에 내가 품어왔던 모든 질문에 일목요연하게 답을 주었고, 퍼즐이 맞춰지듯 모든 의문이 하나씩 풀리며 비어 있던 부분이 차곡차곡 메워졌다. 당시 나의 머릿속은 온통 마음, 생각, 정신에 관한 질문들로 가득 차 있었다.

분별력이 있는 이성적인 마음을 여러 생각과 감정이 혼재하는 마음과 구분하기 위해 특별히 '요가마인드'라는 이름을 붙여보았다. 그러니 여러분이 기억할 것은 요가마인드는 강하게 단련해야 하고, 마음은 약화시켜야 한다는 것이다. 강인한 요가마인드를 통해 우리는 삶의 지혜와 행복을 얻을 수 있고, 궁극적으로는 진정한 자아를 깨닫는 경지에 도달할 수 있기 때문이다.

　이 책은 요가 철학의 매우 기본적인 정보만 다루고 있으므로 그것을 기본으로 삼아 더욱 정진하는 계기가 될 수 있기를 바란다. 책 전체를 처음부터 끝까지 읽어 내려가든, 필요한 부분만 찾아 참고하든 이 책을 볼 때마다 여러분이 올바른 안내를 받았다고 느끼면 좋겠다. 사실, 앞으로 이 책을 보면서 답을 얻기보다는 질문이 훨씬 많아질 것이다. 다만 좀 더 깨인 의식으로 바른길을 선택하는 데 이 책이 조금이나마 도움이 되기를 바랄 뿐이다. 이 책은 이미 요가 수행을 하고 있는 사람을 위한, 요가 철학의 원류와 복잡한 체계에 대해 배우고 싶어 하는 사람을 위한 책이다. 또한 호기심을 가지고 질문하는 사람, 답을 찾고자 열망하는 사람을 위한 책이다.

이 책에서 얻은 정보를 꼭꼭 씹어 삼키고 잘 소화시켜 더 깊고 넓은 세계로 나아가는 것은 온전히 독자 여러분의 몫이다.

리나 자쿠보윅스

차례

III 바가바드기타

IV 요가의 8단계

V 다양한 요가 수련법

VI 차크라

VII **하타 요가**

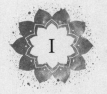

요가 철학의 뿌리

하늘은 그 시작과 끝을 가늠할 수 없이 크고 넓고 깊다.
그럴지라도 고개를 들어 하늘을 본다. 요가도 마찬가지다.
깊고 넓은 요가의 세계를 향해 첫발을 떼어보자.

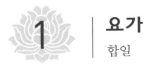

1 | 요가
합일

의미 | 요가는 '결합한다'는 뜻을 가진 산스크리트어 '유즈ʸᵘʲⁱ'에서 왔으며, 의식의 흐름을 제어하여 우주와 완전한 '합일'을 이룬다는 의미이다. 요가는 진정한 자아를 찾아가는 체험과 성찰의 과학이다.

중요성 | 예로부터 요가의 선인들은 '나는 누구인가?'라는 물음에 답을 찾는 것이 우리가 태어나 살아가는 데 있어 가장 중요한 이유 중 하나라고 했다. 동시에 이것은 영적 수련의 최종점으로 우리 삶에 원대한 목적의식을 심어준다.

효과 | 요가 선인들은 인간의 근원적 무지를 타파하는 길이 요가이고, 그럼으로써 행복과 평화가 있는 삶을 이룰 수 있다고 말한다.

요가는 몸과 마음과 정신의 완전한 합일의 상태로, 진정한 자아에 대한 진리를 깨우치는 상태이다. 이 세상에 존재하는 모든 것은 양면성을 지니고 있는데, 요가는 끝없이 이어지는 양면적 삶의 모순과 복잡함에서 해방되는 것이고, 자신의 몸과 마음, 지성을 자신의 본질이라고 여기는 혼돈 상태에서 벗어나는 것이다. 요가의 의미를 단 몇 줄의 글로 이해하는 것은 불가능하니 인내심을 갖고 조금씩 배워가자.

진정한 합일의 상태에 도달하려면 살아오면서 아무런 의심 없이 '진실'이라고 믿어온 것들에 대한 판단을 내려놓고, 진실과 거짓을 스스로 발견해가는 과정이 필요하다. 또한, 자기 성찰의 시간을 갖고 신성에 이르기 위한 부단한 노력과 수련으로 윤리적이고 이타적인 행동을 해야 할 것이다.

아사나와 호흡 수련은 몸이 건강해지는 데 도움이 되겠지만 그것만으로는 깨달음을 얻을 수 없다. 몸이 건강하고 유연해져서 요가의 경지에 이를 수 있다면 얼마나 좋겠는가. 진정한 요기는 육체적 요가 수련으로 몸을 정화하고 치유하는 데서 그치지 않고 합일의 절대적 진리를 추구한다. 무슨 말인지 아리송해도 걱정하지 않아도 된다. 이제 배움을 시작했으니 여유롭게, 천천히 하나씩 알아가도록 하자.

노트와 펜을 준비하고 판단을 내려놓는 방법을 연습해보자. 판단을 내려놓는 것은 당신이 진실이라고 믿어왔던 것이 '진정한 현실'에 부합하는 것인지 스스로 질문해보는 과정이다. '진정한 현실'이란 어떠한 의견이나 판단, 사적인 감정이 모두 배제된, 있는 그대로의 현실을 의미한다.

내가 어릴 적, 아버지는 가지를 이상한 야채라고 늘 말했고 그런 탓에 나는 가지를 먹지 않았다. 아버지는 개인적으로 가지를 싫어해서 그렇게 말했을 텐데 나는 그것을 그대로 믿고 살아왔다. 하지만 가지가 이상한 야채라는 판단을 내려놓으면 가지는 이상할 것도, 맛없는 것도 아닌 그저 가지일 뿐이다. 이렇듯 나 자신과 다른 사람들의 판단을 내려놓을 수 있다면 '진정한 현실'을 이해할 수 있을 것이다. 진실이라 믿어왔던 것을 노트에 적고, 과연 '진정한 현실'인가 질문해보는 시간을 갖자.

머리로 서는 것이 요가가 아니라,

머리를 깨끗이 비우는 것이 요가다.

에릭 파스켈 Eric Paskel _ 요가 지도자, 철학자, 심리 치료사

2 | 나마스테
당신 안의 빛에 인사합니다

의미 | 나마스테는 '내 안의 빛이 당신 안의 빛을 존경하고 사랑합니다.'라는 뜻으로 빛을 신성, 순수 의식, 영혼 등과 바꿔 쓰기도 한다.

중요성 | 자신뿐 아니라 다른 모든 이에게도 맑고 신성한 의식이 동일하게 내재한다는 것을 믿고 그것을 존경한다는 고결한 마음의 표현이다.

효과 | 나마스테를 말하는 순간만큼은 서로가 지닌 표면적 차이를 넘어 우리 안에 존재하는 맑고 순수한 의식으로 하나가 될 수 있다.

나마스테는 기도하듯 두 손을 가슴 앞으로 모아 머리를 숙이며 말한다. 요가의 대중화와 함께 나마스테의 쓰임새도 변하여, 나마스테는 주로 요가 수업 끝에 지도자와 학생들이 상호 존중의 의미를 담아 함께 말한다. 이는 지도자와 수련생 사이, 수련생들 서로 간을 마음에서 마음으로 이어주며 공동체 의식과 유대감을 갖게 한다. 인도에서는 '안녕하세요.' 같은 일상적인 인사말이지만 요가가 서양으로 전해지면서 새로운 전통이 생겨난 것이다. 요가 철학의 배움의 길 위에 선 모든 독자들에게 말하고 싶다.

"나마스테, 당신을 존경하고 사랑합니다."

제아무리 선한 사람이라도 단점이 있게 마련이고,
제아무리 악한 사람이라도 장점이 있게 마련이다.
인간은 그 누구도 완벽하지 않으니,
남의 잘못을 들춰내지 않는 편이 현명하다.

제임스 트러슬로 애덤스 James Truslow Adams_미국의 작가, 역사학자

수련

편안하게 등을 세우고 앉아 눈을 감고 가슴 앞에 두 손을 모은다. 호흡을 하며 마음을 가라앉히고 자신이 아끼는 사람을 떠올려보자. 그 사람을 생각하며 '나마스테'를 세 번 말한다. 잠시 가슴 안에 퍼지는 따뜻한 사랑의 온기를 느껴보자.

이번에는 같은 방법으로 자신과 불편한 관계에 있는 사람을 생각해보자. 어렵겠지만 그 사람을 생각하면서도 역시 '나마스테'를 세 번 말한 후 그가 조금 다르게 느껴지는지 잠시 관찰해보자. 차별이나 편견 없이 하나되고자 하는 마음은 열린 마음과 꾸준한 노력으로 가능하다. 처음에는 힘들겠지만 인내하며 연습해보자. 분명 잃는 것은 없어도 얻는 것은 많을 것이다.

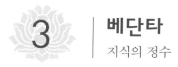

3 | 베단타
지식의 정수

의미 │ 베단타는 활기차면서도 평화로운 삶을 향한 과학적 접근법이다.

중요성 │ 아무리 어려운 상황 속에 있더라도 슬기롭고 영민하게 판단하고 행동할 수 있는 지혜를 베단타 철학에서 배울 수 있다. 즉, 베단타는 일상의 삶에 관한 것이다.

효과 │ 베단타를 공부하고 수련하는 것은 생활 전반의 스트레스를 줄여 마음의 평화와 활기가 넘치는 변화로 이어질 것이다.

베단타는 기원전 10세기에서 기원전 5세기를 전후로 확립된 인도 철학으로, 일종의 삶의 방식에 대한 교본이다. 당시 요가 선인들은 세상이 변화하고 발전하는 것과 상관없이 끝없는 삶의 번뇌와 고통은 누구에게나 존재한다는 사실에 주목했다. 그리고 그 원인은 물질이 아닌 마음에서 비롯된 것이므로 외적 요인보다는 각자의 내면에 더 집중해야 한다는 결론에 이른다.

다시 말해, 베단타는 자기 자신에 관한 공부이다. 베단타의 의미는 '지식의 정수'인데 여기서 말하는 지식은 자기 자신에 대한 고민과 이해의 산물이다. 이를 통해 우리는 좀 더 조화롭고 평화로운 삶을 향해 나아갈 수 있다.

삶의 진리와 존재의 근원을 탐구하는 것은 인종, 종교, 교육의 정도와 상관없이 누구에게나 중요한 문제이다. 베단타는 당신에게 진정한 자아를 만나는 길이 되어줄 것이다.

———

탁한 마음의 소유자는 자신의 불행한 삶으로 세상까지 오염시킨다.
베단타 철학을 배우고 실천하여 정결한 마음을 가꿈으로써
우리는 맑고 행복한 세상을 만들 수 있다.
스와미 파르타사라티Swami A. Parthasarathy _베단타 승려, 철학자

———

수련

브륵샤아사나: 나무 자세

바르게 선 자세에서 왼발을 들어 오른쪽 허벅지 안쪽이나 정강이 안쪽에 붙이고 오른쪽 다리로 서서 균형을 잡는다. 이때 왼발은 오른 무릎에 대는 것은 피한다. 만일 균형을 잡기 어려우면 왼쪽 발가락을 바닥에 가볍게 대고 발뒤꿈치는 오른쪽 발목 안쪽에 붙이고 서서 균형을 잡는다. 합장하는 자세로 가슴 앞에 두 손을 모은다. 5번의 호흡을 하면서 자문해보자. '지금 이 자세를 하는 이는 누구인가?' 행여라도 '내가 하는 거지.' 하는 성의 없는 대답이 툭 튀어나오면 '나는 누구인가?'라고 다시 물어보자.

5번의 호흡을 다 마치면 다리를 바꾼다. 이번에는 '지금, 무엇이 이 자세의 균형을 유지하게 하는가?'라고 질문해보자. 즉각적이고 성의 없는 대답을 삼가고, 마음속에 퍼지는 질문의 메아리에 귀 기울여보자. 질문하는 이유는 군이 답을 얻기 위함이 아니다. 질문에서 오는 울림에 마음을 집중하고 그 자체를 바라보기 위함이다.

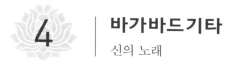

4 | 바가바드기타
신의 노래

의미 │ 바가바드기타는 인도 힌두 문학 중 가장 오래되고 아름다운 시문학으로 널리 알려져 있다. 스승 크리슈나와 제자 아르주나가 나눈 대화 형식의 문장으로 진정한 자아의 깨달음에 관한 내용을 담고 있다.

중요성 │ 바가바드기타에서 우리 안에 이미 내재하는 삶의 진리를 만나는 방법에 대해 배울 수 있다. 당신은 그것을 만날 준비가 되었는가?

효과 │ 크리슈나는 평화롭고 조화로운 삶으로 가는 방법을 제시한다. 그가 제시한 방법 중 하나만이라도 끝까지 따른다면 우리는 분명 인생의 진리와 마주하게 될 것이다.

'신의 노래'라는 뜻의 바가바드기타는 고대 인도의 선인 비야사가 지은 전쟁 대서사시 《마하바라타》의 핵심 부분으로 요가 철학의 진수를 담고 있다. 그 내용은 스승 크리슈나와 제자 아르주나가 나누는 대화를 통해 고결한 마음과 불순한 마음 사이의 전쟁을 비유하고 묘사한다.

전장에 나온 아르주나는 과거 자신의 스승과 가족, 친구들이 적진을 가득 메운 것을 보고 비통해한다. 장수로서 싸워야 할 의무를 저버리고 원망과 애통함을 토로한다. 여기서의 전쟁은 우리가 매일의 삶에서 겪는 갈등을 비유하는 것으로, 사랑과 자비와 같은 고결한 마음과 이기심과 욕망과 같은 저열한 마음 사이에서 벌어지는 자기 내면의 전쟁이다. 바가바드기타에서 우리는 고결한 마음으로 하루하루를 살아가는 방법에 대해 배울 수 있다.

자신을 발전시키는 것도, 자신을 멸하게 하는 것도
다름 아닌 자기 자신이다. 자신의 가장 가까운 친구도 자신이고
자신의 가장 강력한 적도 자기 자신이다.

바가바드기타 6장 5절

수련

노트와 펜을 준비해 조용한 곳에 앉아 자신이 결정해야 하는 중요한 문제에 대해 생각해보자. 그리고 내가 선택한 결정이 지닌 장단점의 목록을 만들어 살펴보자. 또한 나의 결정이 나와 주변 사람에게 미칠 영향과 가까운 미래와 먼 미래에 기대되는 효과도 생각해서 적어보자. 마지막으로 나에게만 이로운 것인지, 나와 모두에게 이로운 것인지, 혹은 나와 모두에게 해로운 것인지도 생각해보자. 다른 문제들에 대해서도 같은 방법으로 성찰해보자.

자신의 행동이 다른 사람에게 어떤 영향을 미치는지 돌이켜봄으로써 나의 역할과 삶의 목적을 보다 선명히 자각할 수 있다.

5 요가수트라
파탄잘리의 가르침

의미 │ 파탄잘리의 요가수트라는 몸과 마음을 정화하는 라자 요가에 대한 가르침으로 요가 수련 과정을 8단계로 체계화하여 제시해준다.

중요성 │ 요가수트라는 주로 요가 철학 입문서로 쓰인다. 매트 위에서 행하는 요가 아사나 수련을 넘어 일상 속에서 실천하는 요가 수련법을 배울 수 있는 좋은 지침서이다.

효과 │ 요가수트라에서 우리는 인간의 마음 작용에 대한 통찰력을 배울 수 있다. 마음은 우리가 가진 가장 복잡하면서도 강력한 도구인 만큼 현명하게 사용해야 한다.

요가수트라는 기원전 2세기 경 마하리쉬 파탄잘리가 체계화한 요가 경전이다. 수트라는 '실을 엮다.'라는 의미로 수트라 한 구절 한 구절이 꿰어지면서 전체적인 가르침이 완성된다는 것을 의미한다.

요가수트라는 전체 4장으로 구성되어 있는데, 1장 삼매, 2장 수행, 3장 성취, 4장 해탈로 이루어져 있다. 1장과 2장은 전체적 개념과 수련법을 다루고 있어서 비교적 실용적이고 이해하기 쉽고, 3장과 4장은 명상의 경험에 관한 추상적 내용이라 조금 어려워진다.

파탄잘리는 요가수트라 1장 2절에서 '요가는 끝없이 일렁이는 마음의 물결을 잠잠하게 하는 것이다.'라고 정의한다. 욕망과 감정에 의해 끊임없이 떠다니는 마음이 잠잠해질 때 비로소 요가의 경지에 오른다는 것이다.

지혜와 해탈의 기회는
언제나 가까운 곳에서 우리를 기다리고 있다.
파탄잘리Patanjali_인도의 힌두교 사상가

수련

'요가는 끝없이 일렁이는 마음의 물결을 잠잠하게 하는 것이다.' 그 실천 방법 가운데 하나로 파탄잘리는 요가수트라 1장 12절에서 '마음의 물결은 꾸준한 수련과 집착하지 않음으로 통제할 수 있다.'고 말한다. 그러나 '꾸준한 수련'과 '집착하지 않음'이 얼마나 어려운 것인지 짐작할 수 있다.

현대사회를 살아가는 우리는 무엇이든 쉽고 빠른 것만 원한다. 요가 수련처럼 오래 걸리면서도 쉽게 눈에 드러나지 않는 결과를 기다리며 묵묵히 수련한다는 것도 어렵지만, 결과에 대한 어떠한 기대와 기다림도 내려놓는다는 것, 좋고 싫음에 대한 집착을 비운다는 것은 더욱 어려운 일이다.

1장 12절의 의미를 깊이 생각해보고 이 구절의 실천이 자신의 생활에 어떤 영향을 미칠 수 있을지 살펴보고 노트에 적어보자.

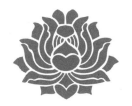

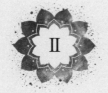

베단타

'나는 누구인가?'라는 질문으로 자신에 대한 발견의 문이
열리기 시작한다. 베단타는 이 질문을 등불로 삼아 양파 껍질처럼
겹겹이 싸여 있는 욕망과 생각의 군더더기를 벗겨 마음을 비우고,
그 비움 속에서 진정한 자아를 만나는 길이다.

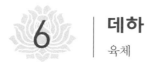

6 | 데하
육체

의미 │ 인간은 육체와 기체, 영체의 세 가지 몸을 가지고 있는데, 데하는 산스크리트어로 육체를 의미한다.

중요성 │ 육체는 세상 만물을 물질적으로 접촉하고 경험하는 것을 가능하게 하는 도구이다. 그러므로 우리는 육체를 건강하게 돌봐야 한다.

효과 │ 행동은 육체가 있기에 가능하다. 하지만, 행동의 질은 우리의 마음과 생각에 달려 있다. 이기적인 행동은 고통으로, 이타적 행동은 행복으로 다시 돌아오게 되어 있다. 그 선택은 언제나 각자의 몫이다.

인간은 육체와 기체, 영체의 세 가지 몸을 가지고 있다.

첫째, 육체에는 정보를 인지하는 기관과 그에 반응하는 기관이 있다. 육체는 세상을 인지하고 그에 따라 반응하는 중요한 매개체이므로 절제된 식생활과 규칙적인 운동으로 건강을 유지해야 한다. 육체는 강하고, 유연하고, 원기 왕성하고, 활동적이면서도 편안하여 질병에 대한 저항력이 있어야 한다. 이런 여러 가지 육체적 성질은 자신의 체질과도 연관된다.

둘째, 기체는 우리의 마음과 지성을 담고 있는 형체가 없는 몸이다. 육체가 사물을 인지하고 반응하는 표면적 작용이라면 기체는 그 안에 담긴 내용적 측면이라 할 수 있다. 즉, 기체는 우리의 감정과 지성, 영적 측면으로 육체를 초월한다.

셋째, 영체는 뿌리 깊은 욕망과 본성의 저장소인 무의식의 영역이다. 이 세 가지의 몸은 브라만에 의해서 생명을 얻어 늘 함께 존재하고 작용하며 현재의 '나'를 이룬다.

한 사람의 육체는 그 사람의 정신과
마음가짐을 내비치는 창문과 같다.

루드비히 비트겐슈타인Ludwig Wittgenstein_영국의 철학자

수련

수리야나마스카 A: 태양 경배 자세 A

태양 경배 자세는 상쾌한 하루를 여는 데 좋은 운동법으로 아침에 하면 좋다. 태양 경배 자세는 A와 B 두 가지 시퀀스가 있는데 단축된 형태인 태양 경배 자세 A부터 수련해보자.

등을 곧게 펴고 가슴을 열어 양팔을 편안히 내려놓고 선다. 마시는 호흡에 두 팔을 머리 위로 뻗으며 위를 본다. 내쉬는 호흡에 두 팔을 바닥을 향해 내리면서 몸통을 접어 숙인다.

마시는 호흡에 손을 바닥이나 다리 위를 짚고 등을 곧게 펴면서 가슴과 턱을 들어 앞을 바라본다. 내쉬는 호흡에 머리를 숙여 다리를 향해 몸통을 다시 접는다.

마시는 호흡에 두 팔을 몸의 양옆으로 활짝 펼치며 서서 머리 위로 두 팔을 뻗는다. 내쉬는 호흡에 양팔을 편안하게 내리며 똑바로 선 자세로 돌아온다. 같은 방법으로 세 번 더 반복해보자.

7 | 마나스
마음

의미 | 마나스는 마음을 뜻하는 산스크리트어이다. 요가 선인들은 인간의 마음을 온갖 종류의 감정과 욕망, 좋고 싫음의 저장소로 보았다.

중요성 | 욕망이 클수록 마음은 강렬해지고 진정한 자아의 깨달음에서 멀어지게 된다. 강렬한 마음은 우리 삶을 더 힘들고 고통스럽게 만들 뿐이다.

효과 | 마음의 상태에 따라 시달림을 겪을 수도 있고 자유로움을 즐길 수도 있다. 강렬한 마음에는 시달림이 많을 것이고, 비워진 마음에는 자유로움이 있을 것이다. 마음을 비우고 자유로워지자!

마음을 강하게 해야 한다는 것이 우리에겐 더 익숙한 개념이라 마음을 가볍고 약하게 다스린다는 말이 낯설게 들릴지 모르겠다. 그러므로 '마음'의 의미를 잘 구분하고 이해해야 한다.

앞에서도 말했듯이 요가 철학에서는 사람의 마음을 감정과 욕망, 좋고 싫음의 저장소로 보는데 강렬한 마음의 소유자는 온갖 종류의 감정과 욕망이 가득해 충동적이고 반사적으로 행동한다. 그 결과는 절제 없는 무분별한 행동과 그로 인한 후회와 괴로움이다.

어떻게 하면 우리는 충동적 욕망과 반사적 행동을 절제하고 안정적이고 평화로운 삶을 꾸려갈 수 있을까? 요가 선인들은 마음을 가볍게 하고 맑은 의식을 증진시키라고 가르친다. 마음 자체에는 좋고 나쁨이 없다. 우리가 할 일은 오늘의 내가 형성된 과정을 이해하고 어떻게 하면 내일은 더 지혜로워질 수 있을지 고민하며 그 능력을 키워가는 것이다.

사람의 마음은 천국을 지옥으로 만들기도 하고,

지옥을 천국으로 만들기도 한다.

존 밀턴John Milton_영국의 시인

수련

웃카타아사나: 의자 자세

타이머로 60초를 맞추고 요가 매트 위에 산 자세로 선다. 두 팔을 머리 위로 뻗은 후 무릎을 구부리면서 엉덩이를 뒤로 밀어 반쯤 앉은 자세를 만든다. 무릎은 붙이거나 적당한 간격을 두고 유지하며 다리에 힘을 주고 뒤꿈치로 바닥을 누르며 몸무게를 뒤로 싣는다. 그리고 마음에 어떤 감정과 욕망의 반사 작용이 일어나는지 살펴보자. 빨리 60초가 끝나기만 바라는가? 아니면 자세를 좀 더 유지하고 싶은가? 아니면 아예 딴생각을 하고 있는가? 짧은 시간 속에서 끊임없이 오르내리는 마음의 물결을 바라보자. 자세를 마치고 나면 노트에 자신의 경험을 적는다.

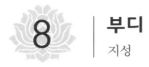

8 | 부디
지성

의미 │ 부디는 산스크리트어로 '지성'을 의미하는데 객관적 시각으로 참과 거짓, 옳고 그름을 분별하고 이해하는 사고 능력을 말한다. 나는 그것을 특별히 '요가마인드'라고 이름 붙였다.

중요성 │ 베단타에서는 부디를 통해 상대적 진실과 절대적 진실을 분간할 수 있고, 진정한 자아를 향한 깨달음의 길로 갈 수 있다고 말한다.

효과 │ 지성은 진정한 자아의 깨달음이라는 궁극적 목표에 도달할 수 있도록 인내심을 유지하게 한다. 강력한 지성은 곧 평화와 명료함이다.

대부분의 사람들은 자신의 지성을 인지하지 못하거나 마음과 같은 것으로 간주한다. 지성도 마음 작용 중 하나라고 혼돈하기 쉬운데, 이 글을 읽으며 그 두 가지를 구분해보자. 글을 읽으며 좋고 싫음을 나누고, 감정적 반응을 느낀다면 여러분의 마음이 작용하는 것이고, 읽을수록 호기심이 자라나고 좋고 싫음과 관계없이 객관적 시각을 유지한다면 그것은 부디, 즉 지성이 작용하는 것이다.

부디는 충동적 감정과 욕구를 조절하고 상대적 진실과 절대적 진실을 가리는 혜안을 키워 더 높은 정신세계와 지혜를 형성하는 밑바탕이 된다. 당신은 부디의 중요성을 인지하고 그것을 계발할 준비가 되었는가?

일어나라. 깨어나라. 멈추지 마라.
목표를 달성하는 그날까지!
스와미 비베카난다Swami Vivekananda_인도의 힌두교 승려

수련

의식의 흐름에 대한 명상

종이와 펜을 준비하고 타이머로 10분을 맞춰둔다. 10분 동안 눈을 감고 준비한 종이에 머릿속에 떠오르는 것들을 모두 적어보자. 또박또박 쓰려고 애쓰지 말고, 어떤 문장을 쓰든 마음에 떠오르는 것을 바로바로 멈추지 말고 써내려간다. 10분이 지나면 눈을 뜨고 쓴 것들을 살펴보자. 무엇이 감정적이고 무엇이 객관적인지 구분한 다음 소리 내어 읽으면서 어떤 느낌이 드는지 관찰해보자.

자신이 적은 것 중에 어떤 것이 시시각각 변하는 상대적 현실에 근거하고, 어떤 것이 진정한 현실에 근거하는지도 구분해보자. 아마도 대부분 시시각각 변하는 상대적 현실에 근거한 것일 것이다. 짧은 시간에 진정한 현실을 반추할 만한 능력을 갖추는데는 많은 시간과 노력, 깊은 수련이 필요하다.

9 | 브라만
진정한 자아

의미 │ 브라만은 영원무궁한 의식이다. 돌고 도는 세상의 존재를 가능하게 하고 그것을 유지하는 영원불변의 의식이다. 이것을 깨닫는 길은 인내와 수련뿐이다.

중요성 │ 유한한 존재인 인간이 무한한 존재인 브라만을 이해한다는 것은 한마디로 불가능하다. 그럼에도 불구하고 우리는 그러한 경지와 존재에 대한 개념을 공부하고 고민할 수는 있다. 무한의 세계는 우리의 요가 수련에 원대하고 확고한 목적의식을 심어주기 때문이다.

효과 │ 우리는 평화롭고 성공적인 삶을 위해 브라만의 경지에서 생각하고 행동하는 수련을 할 수 있다. 종국에는 우리를 삶의 굴레에서 해방시켜줄 것이고, 그것이 바로 초월과 깨달음이 있는 요가의 경지이다.

브라만의 경지는 진정한 자아에 대한 깨달음의 경지이고 요가의 최고 목표점이다. 브라만은 하느님, 아트만, 우주, 전정한 자아, 궁극적 깨달음 등 문화와 종교에 따라 다양한 이름과 형상으로 표현한다. 브라만은 우리의 몸과 마음과 지성을 하나로 엮어 유지하게 한다.

전류가 있기에 전등에 불이 들어오고, 기름이 있기에 자동차가 움직인다. 전류나 기름 자체에는 좋고 나쁨이 없다. 단지 불을 들어오게 만들고 자동차를 움직이게 할 뿐이다. 브라만도 마찬가지이다. 좋고 나쁨이 없이 이 세상의 모든 것을 살아 움직이게 하는 감춰진 거대한 의식이며, 요가 선인들은 이것이 우리의 진정한 자아라고 말한다. 하지만 우리는 몸과 마음과 지성에 집착해 자신이 누구인지도 모른 채 살아간다. 실로 이해하기 어려운 가르침이지만 이것은 우리가 그만큼 브라만에서 멀리 떨어져 있다는 현실을 그대로 보여주는 반증이다.

다채로운 삶 속 곳곳에 숨 쉬고 있는
참나의 진실을 보라.
스와미 파르타사라티 _ 베단타 승려, 철학자

수련

만트라 암송

브라만을 경험한다는 것은 궁극적 깨달음의 경지를 의미한다. 나에게나 여러분에게나 요원한 것은 마찬가지지만 만트라를 외우면서 브라만의 깨달음을 향해 전진할 수 있다. 만트라는 똑같은 소리나 낱말을 반복해서 암송하는 것인데 기계적인 반복이 아니라 의식을 모으고 흔들림 없는 집중 상태를 유지하는 것이 목적이다.

만트라 연습은 샤워나 설거지처럼 매일 반복하는 일과 함께하면 효과적이다. '나는 육체가 아니다, 나는 브라만이다. 나는 마음이 아니다, 나는 브라만이다. 나는 생각이 아니다, 나는 브라만이다.'라고 소리 내어 외운다.

처음에는 소리 내어 암송하다가 점차 익숙해지면 다른 일을 하는 중에도 마음속으로는 계속 만트라를 외울 수 있다. 우리의 삶이 고단한 이유는 나를 몸이라고, 마음이라고, 생각이라고 착각하기 때문이다. 브라만의 눈으로 세상을 바라보고자 노력하자. 삶이 행복과 지혜로 가득 찰 것이다.

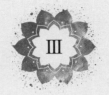

바가바드기타

바가바드기타는 비야사의 영적 창작물로 인도 철학의 꽃으로 불린다.
구절마다 담긴 크리슈나의 소중한 가르침 때문에
요가 수련자들에게는 더욱 소중하다. 바가바드기타에 담긴 가르침 중
가장 대표적인 세 가지 요가와
만물의 속성인 세 가지 구나, 또한 본성적 삶에 대해 성찰하며
어떤 삶을 살 것인가에 대한 질문을 이끌어낸다.

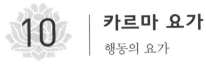

10 | 카르마 요가
행동의 요가

의미 │ 카르마 요가는 이기적인 욕망과 감정을 배제하고 이타적인 마음과 행동 자체를 수행법으로 삼는 요가다. 당연히 말처럼 쉽지 않다.

중요성 │ 카르마 요가는 몸과 마음과 사고를 맑게 하여 진정한 자아의 깨달음으로 가는 길을 열어준다.

효과 │ 카르마 요가 수행법은 사랑으로 연대하여 하나되게 한다. 남을 도울 수 있다는 것은 참으로 복된 일이 아닐 수 없다.

카르마 요가의 의미는 '행동 요가'이다. 모든 생명체는 행동이 없이는 살 수 없다. 카르마 요가는 그중에서도 '의식적으로 선택하는 행동'에 초점을 두는데, 행동의 목표와 대상의 범주를 나와 내 가족 이상으로 확장하며, 보상을 따지지 않는 이타적 행동을 가리킨다. 우리는 언제나 더 갖고자, 더 얻고자 하는데 카르마 요가는 그런 집착을 버리고 세상을 향해 베풀며 빚을 갚는 마음으로 사는 것이다. '내가 먼저'의 마음을 접고 '당신 먼저'의 태도로, '뭘 얻을 수 있지?' 대신에 '더 줄 수 없을까?'의 자세로 행동하는 것이다. 카르마 요가는 감성적인 사람과 지성적인 사람 모두에게 적합한 요가 수행법이다. 이타적 행동을 실천하며 카르마 요가를 할 수 있는 기회는 매일의 일상 속에 있기 때문이다.

이 세상에 나누고 베풀어서 가난해지는 사람은
단 한 명도 없다.

안네 프랑크Anne Frank _ 〈안네의 일기〉의 저자

수련

나바아사나: 보트 자세

요가 매트 위에 다리를 뻗고 앉는다. 두 손은 엉덩이 뒤 바닥을 짚고 무릎을 구부려 발을 천천히 들어서 정강이가 바닥과 수평이 되게 올리고 중심을 잡는다. 이제 두 팔을 앞으로 뻗고 가슴을 편다. 좌골을 눌러서 중심을 유지하며 등을 세운다. 무릎은 모으거나 적당한 거리로 유지한다. 중심을 잡고 천천히 5번의 호흡을 하며 집중한다. 그리고 누군가를 마음에 그리며 그 사람에게 집중의 에너지를 보내자.

카르마 요가를 수행하는 방법의 하나로 버스나 지하철을 타거나 운전할 때 앞서가려 하지 말고, 다른 사람이 먼저 가도록 양보해보자.

11 | 박티 요가
헌신의 요가

의미 │ 박티 요가는 사랑과 헌신의 요가다.

중요성 │ 사랑과 헌신은 우리의 마음을 맑게 하고, 맑은 마음은 진정한 자아에 대한 깨달음의 바탕이 된다.

효과 │ 박티 요가 수련으로 우리의 마음을 겸손하고 충만하게 갈고닦을 수 있다.

박티 요가는 헌신과 조건 없는 사랑으로 마음을 정화하는 길이다. 모든 생명의 신비로움과 아름다움을 차별 없는 마음으로 존중하고, 조건 없이 사랑하는 것을 수련법으로 한다.

박티 요가는 감정의 저장소인 마음을 정화하기 때문에 감성적인 사람들에게 적합한 수행법이다. 박티 요가 수행을 통해 겸손함을 배우고, 감사하고 만족할 줄 아는 사람으로 거듭날 수 있다. 또한 서로의 차이점을 극복하고 살아 있는 모든 것에 내재하는 신성을 알아차리는 기회가 되기도 한다. 인도 문화권에서는 사람들이 미간에 '빈디'라는 점을 찍는 것을 흔히 볼 수 있는데 이것이 바로 신을 보는 눈, 영혼의 눈을 상징한다. 정말 아름다운 의미가 아닌가!

신이 바보로 변신한 것이 바로 인간이다.
랄프 왈도 에머슨Ralph Waldo Emerson_미국의 사상가, 시인

수련

밧다코나아사나: 나비 자세

바닥에 앉은 자세에서 두 무릎은 구부려서 벌려두고 발바닥을 모아서 다리로 마름모꼴을 만든다. 마시는 호흡에 척추를 곧게 세우고 내쉬는 호흡에 머리를 발을 향해 숙인다.

머리를 숙인 채로 눈을 감고 겸허한 마음으로 자기 자신과 주변 사람들을 생각하며 박티의 의미를 새겨보자. 헌신의 마음으로 내 안의 빛과 주변 사람들에게 내재하는 빛을 생각해보자. 자세를 유지하며 나의 수련을 신성한 존재에게 바친다는 상상도 해보자. 겸손한 마음으로 성찰하며 천천히 10번 호흡한다.

12 | 기아나 요가
지식의 요가

의미 │ 기아나 요가는 자신이 배워서 아는 것을 새롭게 재조명하고 성찰하는 수련법이다.

중요성 │ 기아나 요가는 부디를 정화하고 단련하는 요가로 묵은 지식은 비워내고 배움을 늘 새로이 하는 것이다.

효과 │ 기아나 요가를 수련함으로써 세상을 치우침 없이, 있는 그대로 볼 수 있는 바른 시각을 키울 수 있다.

기아나 요가는 '지식의 길'이다. 여기서 지식은 영원과 찰나, 진실과 거짓을 구분하는 지식을 말한다. 절박한 상황 속에서 진실과 거짓을 명확히 구별할 수 있다고 상상해보라. 어려운 순간에도 상황 전체를 판단할 줄 안다면 모든 일에 냉정하고 차분히 대처할 수 있을 것이다. 이것이 바로 기아나 요기의 자세이다. 배운 것을 늘 성찰하여 새롭게 하고 주어진 모든 것을 소중히 여기는 것이 기아나의 길이다.

배우고 익힌 것에 대한 성찰은 스스로 사고하고 비판하는 능력을 키우기 위해 꼭 필요하다. 기아나 요가는 지적인 사람에게 잘 맞는다. 기존의 생각의 틀에서 벗어나고자 도전하는 창의적인 면이 있어 개인적으로도 좋아하는 요가 수련법이다. 기아나 요가로 창의적 능력을 키워보자!

21세기의 문맹자는 읽고 쓸 수 없는 사람이 아니다.

배우지 않고, 묵은 지식을 새로이 하지 않고,

다시 배우지 않는 사람이다.

앨빈 토플러Alvin Toffler_미래학자

수련

비라바드라아사나 2: 전사 자세 2

요가 매트 위에 다리를 넓게 벌리고 선다. 오른쪽 발가락이 매트의 좁은 쪽을 향하게 하여 무릎을 구부리고 왼 다리는 뒤로 힘 있게 뻗어 왼발을 60도 정도의 각도로 안으로 돌려둔다. 두 팔은 양옆으로 활짝 뻗고 시선은 오른손을 바라본다. 자세를 유지하며 5번의 호흡을 한 후, 마시면서 왼발을 앞으로 가져와 오른발과 모으고, 발을 바꿔 반복한다.

아사나 수련에 대한 질문과 관찰을 통해 기아나 요가 수련을 해보자. '자세가 내 몸에 잘 맞는가?', '내 몸에 맞게 보정할 부분이 있는가?', '다른 방법으로 해보면 어떨까?' 하나씩 스스로 질문하며 찬찬히 관찰한다.

13 하타 요가
육체적 수련

의미 │ 하타 요가는 육체적 수련법으로 요가 자세, 호흡법 등 몸을 단련하는 방법이다. 앞서 수련한 전사 자세 2를 생각해보라.

중요성 │ 하타 요가는 육체를 단련하는 요가이지만, 요가의 더 넓고 깊은 의미에 대해 알아가고 배워가는 데 좋은 출발점이 된다. 요가의 입문 단계라 할 수 있다.

효과 │ 하타 요가는 우리 몸을 건강하고 유연하게 할 뿐 아니라 자신감과 여유로움을 준다.

하타 요가는 몸의 정화와 치유를 목적으로 하는 육체적 수련법으로 요가 자세와 호흡법 외에도 몸을 단련하는 다양한 방법과 기술을 포함한다. 또한, 쳇바퀴처럼 돌아가는 일상으로 인해 둔감해진 마음을 깨우고, 무뎌진 의식을 갈고닦아 카르마, 박티, 기아나 요가와 같은 더 깊은 요가 수행으로 발전해가기 위한 기초 단계이기도 하다.

하타 요가 수련만으로는 요가의 궁극적인 목표에 도달할 수 없지만, 더 깊은 요가 수련을 위한 준비 과정으로서 중요한 의미가 있다. 하타 요가 수련을 할 때마다 이 점을 기억하고, 심오한 요가의 가르침을 향해 마음을 열어보자.

요가는 내적 수련이 전부이다.

그 외의 것은 곡예에 불과하다.

파타비 조이스 K. Pattabhi Jois _ 아쉬탕가 요가의 창시자

수련

아르다 나바아사나와 살라바아사나:
낮은 보트 자세와 변형된 메뚜기 자세

배와 등을 단련해주는 간단한 요가 동작 두 개를 엮어서 매일 수련해보자.

먼저 바닥에 등을 대고 다리를 쭉 펴고 눕는다. 팔과 다리를 바닥에서 10센티 정도 들어올리고 숨을 마시며 머리와 견갑골을 들고 발을 응시한다. 등은 바닥에 꽉 눌러 놓고 꼬리뼈를 감아서 아랫배를 단단히 한다. 자세를 유지하며 5번 호흡하고 내쉬는 호흡에 다리와 머리를 내린다.

이번에는 배를 바닥에 대고 엎드린다. 등 뒤로 두 손을 모아 깍지를 끼고 숨을 마시며 가슴과 다리를 바닥에서 들어올리며 팔꿈치를 편다. 5번의 호흡을 하며 자세를 유지하고 마지막 내쉬는 호흡에 바닥에 다시 엎드려 잠시 쉰다. 이 두 자세는 보트 자세와 메뚜기 자세의 변형 형태로 등과 배를 강화시킨다. 같은 방법으로 3번 더 반복해보자.

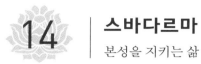

스바다르마
본성을 지키는 삶

의미 │ 스바다르마는 자기 자신의 의지와 신념에 따라 사는 것을 말한다. 내 삶의 진정한 주인이 되는 것이다!

중요성 │ 스바다르마는 주변 사람의 간섭에 흔들림 없이 중심을 잡고 자신의 신념을 믿고 따르는 것으로 균형과 평화가 있는 삶이다.

효과 │ 본성을 따르며 사는 사람들은 성공적이고 풍요로운 삶을 누린다. 삶의 모든 단계에서 성취감을 느낀다.

스바는 '스스로', 다르마는 '본성, 자연스러움'을 의미한다. 스바다르마의 삶은 물처럼 흐르는 삶이다. 지금껏 살아오면서 자신이 내린 결정이나 선택이 사회적 요구나 가족의 압력이 아닌, 자신의 신념에 따른 것이라면 당신은 이미 스바다르마의 삶을 살고 있는 것이다.

예를 들어 창의적 아이디어를 가진 사람이라면 예술 활동을 하는 것이 자연스럽고, 가르치는 데 뜻이 있는 사람은 교사 직업이 자연스럽고, 활동적이고 외향적인 사람은 여러 사람과 어울리며 바깥 활동을 많이 하는 일을 하는 것이 자연스럽다. 이처럼 자신의 스바다르마를 따르는 사람은 다수의 의견에 치이고 휘둘리지 않는 강한 내면의 힘이 있다.

자신의 스바다르마를 잘 이해하는 사람은 흔들리지 않는 중심이 있기에 자신은 물론이고 다른 이에게도 힘이 된다.

인생에서 가장 중요한 책임은
스스로 무엇에 끌리고 열정을 느끼는지 파악하는 것이다.
스와미 파르타사라티_베단타 승려, 철학자

수련

　노트와 펜을 준비하고 자신이 어떤 소신과 꿈을 가지고 있는지 생각하며 아래 질문에 답해보자. 다 답하지 못하더라도 한 번쯤 생각해보길 권한다.

- 어린 시절 꿈은 무엇이었나?
- 당신은 무엇에 열정을 느끼는가?
- 경제적인 문제가 해결된다면 어떤 일을 하고 싶은가?
- 아침에 일어나 첫 번째로 떠오르는 생각은 무엇인가?
- 당신은 무엇에 소질이 있는가?

15 | 파라다르마
본성에서 멀어진 삶

의미 │ 파라다르마는 가족이나 사회, 문화와 같은 외부의 기준과 잣대에 부응하여 사는 삶을 말한다. 자연히 개인의 열정과 꿈으로부터 멀어지고 결국 진정한 자아의 깨달음도 요원해진다.

중요성 │ 다른 사람의 생각에 매여 사는 삶 속에는 무수한 걸림돌과 끝없는 내면의 갈등이 있을 것이다. 당연히 영적 성장의 길도 험난하게 만든다.

효과 │ 내면의 갈등과 고통, 부조화는 다른 사람과의 관계에도 부정적인 영향을 미칠 것이다. 결코 만족한 삶을 살 수 없다!

파라다르마의 의미는 '본성에서 멀어짐'이다. 한마디로 나 자신의 꿈과 소신에 등을 돌리는 것이다. 예를 들어 가수가 되고 싶은 사람이 부모의 만류와 고집으로 의사가 되었다 하자. 그 사람은 파라다르마의 삶을 살고 있다고 할 수 있다. 마음 한구석에 불만과 화를 쌓으며 삶의 의미와 재미도 모른 채 작은 일을 해낼 만한 에너지도 없을 것이다. 타인의 꿈을 위해 사는 만큼 당연히 그에 대한 저항은 점점 커져갈 것이다. 불행하게도 많은 사람들이 가족과 사회의 압력과 불안한 미래 때문에 파라다르마의 삶을 선택한다.

행복하고 의미 있는 삶을 위해 내가 택한 삶을 되짚어보고 지금이라도 자신의 뜻과 소신에 맞는 선택을 해야 할 것이다. 파라다르마의 굴레를 벗어던지고 스바다르마의 삶을 살자!

모두가 비슷한 생각을 하고 있다면
누군가가 생각하지 않기 때문이다.
조지 패튼George S. Patton Jr._미국의 전쟁 영웅

수련

노트와 펜을 준비하고 아래 질문을 이용해 자신의 소신을 지키며 살았는지 혹은 외면하며 살았는지 생각해보자. 모든 질문에 답하지 않더라도 생각해보는 데 의미가 있다.

- 어린 시절, 어른이 되어서 절대 하지 않겠다고 다짐한 일이 있는가?
- 당신이 한 선택 중에 부모님이나 주변 사람이 내려준 결정을 그대로 수용한 것이 있는가?
- 현재의 당신 직업에 만족하는가, 아니면 마지못해 하고 있는가? 마지못해 하고 있다면 왜 그 직업을 선택했는가?
- 매일 반복되는 일상에서 당신에게 심리적 고통을 주는 것은 무엇인가?

16 | 타마스
타성

의미 │ 이 세상의 모든 존재와 행동은 세 가지 특성의 에너지로 구성되어 있는데, 이것을 '구나'라고 한다. 타마스는 세 개의 구나 중 가장 하위 단계로 타성, 게으름, 나태함, 아둔함 등을 의미한다.

중요성 │ 실천과 자기 성찰이 기본인 요가 수행에서 타마스는 큰 장애물일 수밖에 없다.

효과 │ 세 가지 구나 가운데 타마스가 많으면 무기력하고 동기부여가 안되는 상태에 빠지게 된다.

이 세상의 모든 것에는 세 가지 구나가 결부되어 있다. 세 가지의 구나는 타마스, 라자스, 사트바로 사람마다 그 비율에 차이가 있다. 예를 들어 어떤 사람은 '4할의 타마스, 5할의 라자스, 1할의 사트바'를 갖고 있을 수 있다. 이 비율은 개인의 성향과 직접적인 관계가 있다.

타마스는 종종 돌멩이와 비교되는데 돌멩이의 '관성과 정지 상태'를 닮았기 때문이다. 사람으로 치자면 게으름, 나태함 혹은 의지의 결핍으로 나타난다. 따라서 타마스는 가장 열등한 정신 상태이고, 몸을 움직이기 싫어하는 것이지만 실제로는 전적으로 마음에 관한 것이다. 마음이 움직이지 않으면 몸도 움직이지 않기 때문이다.

라자스는 역동적이고 활동적이며, 사트바는 합리적이고 공정하다. 우리 모두에게는 타마스적인 면이 있지만, 중요한 것은 그것을 제때에 인지하고 좀 더 나은 방향으로 고쳐나가기 위해 노력하는 것이다. 타마스에서 라자스로, 라자스에서 사트바로 서서히 정신 상태를 높여가는 것이다.

내 안의 타마스를 인지하고 끊임없이 갈고닦아 삶에 새로운 변화를 만들어보자. 타마스를 씻어내자!

수련

이미 경험해봤겠지만 실험을 위해 당분간 다음과 같이 해보자. TV를 켜고 소파나 방바닥에 누워 리모컨으로 채널을 계속 돌려가며 한동안 게으름을 피운다. 그런 다음 몸과 마음과 정신이 어떤 상태인지 잠시 관찰해보자.

이번엔 일어나서 집중과 생각을 요하는 활동을 해본다. 먼저 노트와 펜을 준비하고 몇 분 동안 아무 생각 없이 누워서 게으름을 피운 소감에 대해 적는다.

다음은 평소 관심은 있지만 동기 부족으로 계속 미뤄왔던 것들을 생각해서 세 가지만 적는다. 또한, 어영부영 시간만 보냈던 날들에 대한 느낌과 생각을 적는다. 끝으로, 할 일을 뒤로 미루지 않고 깔끔하게 완수하는 자신의 모습을 상상하고 그에 대한 생각과 느낌도 적어본다.

오늘 할 일을 내일로 미루지 마라.
게으름은 시간의 도둑이다.
찰스 디킨스Charles Dickens_영국의 소설가

17 | 라자스
활동성

의미 | 두 번째 구나는 라자스로 역동성, 의욕, 충동, 욕망과 초조함 등을 의미한다.

중요성 | 라자스는 활동적으로 행동하는 데 나름의 의미가 있지만 여전히 개선할 점이 남아 있다. 그것은 행동의 동기가 종종 충동과 욕망이기 때문이다.

효과 | 타마스에서 진일보한 라자스는 영적 수련의 발전을 의미하는 좋은 현상이다. 하지만 그 이면에는 여전히 걱정과 근심이 있다.

사람마다 구나의 비율이 서로 다른데 자신의 생각과 욕망을 다스림으로써 구나의 비율, 즉 정신 상태는 얼마든지 조절할 수 있다. 타마스가 많아서 지나치게 무심하고 둔감한 사람이 있고, 라자스가 많아서 활동적이다 못해 늘 초조하고 불안한 사람도 있다.

 흔히 나와 내 가족만 생각하는 편협하고 이기적인 시야를 가진 사람은 늘 불안에 떠는 경향이 있다. 습관적으로 서두르고, 이유 없이 흥분하는 것 역시 라자스의 일면이다. 밤낮으로 한시도 쉬지 않고 정신없이 돌아가는 도시의 삶을 생각해보라. 그 안에 사는 우리는 쉽게 지치고 피곤하다.

 하지만, 우리에게는 사트바로 나아갈 수 있는 능력이 있다. 자신의 라자스를 성찰하고 요가의 가르침을 따르면 얼마든지 가능하다. 그렇지 않으면 라자스는 갈수록 속도를 더해갈 것이다. 라자스를 진정시키자!

초조한 마음은 오늘의 삶을 지치게 할 뿐
결코 내일에 대한 걱정을 달래주지는 못한다.
찰스 스펄전Charles H. Spurgeon_영국 침례교 목사

수련

빈야사

빈야사는 몇 가지 요가 동작을 호흡으로 연결해 물 흐르듯 움직이는 것을 말한다. 흔히 플랭크, 차투랑가, 위로 향한 개 자세와 아래로 향한 개 자세를 연달아 한다.

매트 위에서 무릎과 손바닥을 바닥에 짚어 책상 자세로 시작한다. 마시는 호흡에 책상 자세에서 무릎을 바닥에서 들고 다리를 단단히 뻗으며 손바닥으로 힘 있게 바닥을 밀어 몸통을 받치고, 배와 가슴을 단단히 하며 플랭크 자세를 한다. 너무 힘들면 무릎을 바닥에 내려 자세를 보정한다. 내쉬는 호흡에 팔꿈치를 구부려 몸통과 골반을 서서히 바닥에 가깝게 내리며 차투랑가를 한다. 마시는 호흡에 손으로 바닥을 누르며 팔을 뻗어 가슴과 머리를 들어올리고 골반과 다리는 그대로 바닥에 둔 상태로 위로 향한 개 자세를 한다. 내쉬는 호흡에 손으로 다시 바닥을 밀면서 무릎을 들고 다리를 펴서 엉덩이를 천장을 향해 올린, 아래로 향한 개 자세로 움직인다. 마시는 호흡에 다시 플랭크 자세로 돌아온다. 이렇게 같은 흐름으로 빈야사를 8번 반복하면서 조급함과 짜증이 느껴지는지 관찰하고, 그것이 육체적 이유인지 감정적 이유인지 관찰해보자.

18 | 사트바
순수성

의미 │ 세 가지 구나 중 최고이자 마지막 단계는 사트바이다. 사트바는 순결함, 차분함, 지혜와 조화 등을 의미한다.

중요성 │ 고결한 기질인 사트바, 지혜와 평온함은 이미 우리 안에 있다. 우리는 그 기질을 발굴해서 갈고닦으면 된다.

효과 │ 사트바를 갈고닦음으로써 균형 있고 행복한 삶을 만들어갈 수 있을 것이다.

세 가지 구나 중 가장 바람직한 것은 단연 사트바이다. 객관적이고, 차분하고, 조화와 균형을 알고, 성찰하는 능력이 바로 사트바이다. 우리 모두가 갖고자 소망하는 기질이기도 하다.

다시 말해 사트바는 요가마인드로 게으름을 이기고 충동적 행동을 삼가며 건강하고 바람직한 기질을 키워나가는 것이다. 살아 있는 모든 것엔 세 가지 구나가 있으니 사람의 마음도 예외가 아니다. 우리는 타마스를 라자스로, 라자스를 사트바로 승화시켜 정결하고 균형 잡힌 마음을 지니도록 노력해야 한다.

자신을 세 가지 구나에 비추어 생각해보자. 마침내 온전하게 사트바만이 존재할 때 우리는 비로소 깨달음의 문전에 다다를 것이다.

항상 생각과 말과 행동이

완전한 조화를 이루도록 하라.

그러면 어떤 일에도 막힘이 없을 것이다.

마하트마 간디Mahatma Gandhi_인도의 민족운동 지도자

수련

플랭크 자세

플랭크 자세를 하면서 균형과 고요함을 수련해보자. 이를 위해선 집중을 해야 하는데, 집중한다는 것 자체가 어지러운 마음을 가라앉히고 요가마인드를 강화하는 것이다.

매트 위에 손바닥과 무릎을 대고 책상 자세를 잡는다. 다리를 쭉 펴서 바닥에서 무릎을 들고 엉덩이를 낮추어 플랭크 자세를 한다. 두 손은 어깨 밑에 두고, 두 다리는 골반 너비로 벌려서 팔과 다리를 모두 힘 있게 뻗어 바닥을 민다. 꼬리뼈를 가볍게 감아서 등을 살짝 둥글게 만들어서 자세를 유지한다. 힘들면 무릎을 내려놓고 나머지는 그대로 유지한다. 20번의 호흡을 하면서 몸의 균형과 마음의 고요함에 집중한다.

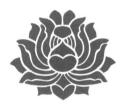

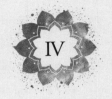

요가의 8단계

파탄잘리의 요가수트라는 요기들에게
수련과 행동의 지침서이다. 몸과 마음의 정화를 위한 라자 요가를
야마, 니야마, 아사나, 프라나야마, 프라티야하라,
다라나, 디야나, 사마디 등 8단계로 정리했다.
그 가르침을 성실히 따르다보면 이성적 이해의 범주를 넘어서는
깊은 영적 가르침이 담겨 있다는 것을 알게 된다.

19 | 아힘사
비폭력

의미 | 라자 요가의 8단계 가운데 첫 번째 단계는 '야마'이다. 야마는 하지 말아야 할 다섯 가지 규범으로 이루어져 있다. 그중 첫 번째 규범은 아힘사로 '비폭력'을 의미한다.

중요성 | 아힘사는 생명을 해치지 않고 존중하는 것이다. 아힘사는 우리가 매일 할 수 있는 요가 수련이다.

효과 | 아힘사 수련을 통해 사랑과 연대의 힘에 대해 배울 수 있다. 모든 생명을 차별 없이 귀하게 여기는 것은 우리의 마음을 평온하게 한다.

라자 요가의 첫 번째 단계인 야마는 도덕적 삶에 관한 것으로 다른 생명과 조화롭고 평화롭게 사는 방법에 대한 것이다. 그중 첫 번째 규범이 아힘사인데, '해한다'는 뜻의 산스크리트어 '힘사'에 부정을 뜻하는 '아'가 붙어서 아힘사, 즉, 해하지 않는다는 뜻이다.

아힘사 수행을 통해 우리의 행동이 어떻게 다른 이를 해하는지 생각해볼 수 있다. 말과 행동은 물론이고 동기나 의도 역시 폭력이 될 수 있다. 하지만 이 모든 것은 요가마인드로 얼마든지 조절하고 순화할 수 있다. 철저한 아힘사 수행은 벌레조차도 죽이지 않는 것이다.

매일의 식생활도 아힘사 수행의 기회가 된다. 음식에 대한 선택은 매우 개인적인 영역이라 조심스러운 부분이 있지만 거부감을 내려놓고 한번 생각해보자. 우리가 식탁에 올라온 고기를 먹기까지의 과정 뒤에는 보이지 않는 곳에서 행해지는 동물 학대와 폭력이 숨어 있을 수 있다. 먹을 때는 맛있지만, 일정 부분 폭력과 살생에 동조하는 것일 수 있다. 우리는 폭력을 행하지 않고도 얼마든지 좋은 음식을 먹고 건강하고 행복하게 살 수 있다.

수련

에카 파다 라자카포타아사나: 비둘기 자세

　　요가 매트 위에 손바닥과 무릎을 놓고 책상 자세를 잡는다. 오른쪽 무릎은 구부려서 앞에 두고 왼쪽 다리는 발바닥이 천장을 향하게 하여 뒤로 뻗는다. 손으로 바닥을 짚고 팔꿈치를 구부려 천천히 상체와 머리를 바닥으로 내린다. 팔꿈치를 바닥에 내려놓거나 앞으로 뻗고 엎드려서 자세를 유지하며 10번의 호흡을 한다. 고통이 느껴지는 부분이 있는지 살피고, 그렇다면 자세를 보정하고 고통을 덜어내어 아힘사를 실천한다. 자세를 유지하며 자신에 대한 부정적 판단이 자신을 해하지 않는지 마음을 관찰한다. 그런 생각이 들면 긍정적인 생각으로 바꾸도록 노력한다. 먼저 자신을 해하는 것을 멈추고 사랑할 줄 알아야 다른 이를 향한 아힘사도 가능하다.

말하기 전, 자신에게 물어본다.
이 말은 친절한가? 이 말은 진실한가?
이 말은 마음을 평화롭게 하는가?
시르디 사이 바바Shirdi Sai Baba_인도의 요가 구루

---

20 사트야
정직

의미 │ 야마의 두 번째 규범은 사트야로 정직하고 진실한 삶의 실천이다.

중요성 │ 진실하지 못한 사람은 거짓과 망상 속에서 살게 된다. 그러한 상태로는 진정한 자아를 깨닫는 요가의 경지에 도달할 수 없다.

효과 │ 진실하다는 것은 숨김이 없다는 것이니 당연히 그 사람의 마음은 자유롭다. 그러니 무엇과도 바꿀 수 없는 자기만의 삶을 사는 것이다.

사트야는 정직함인데 정직에는 여러 차원이 있다. 가벼운 아첨부터 거짓말과 사기, 배신, 마침내 망상의 단계에까지 이르면 보는 시각 자체가 오염되어 진실과 정직은 불가능해질 것이다. 영적 지식을 배우고 익힘으로써 우리는 맑은 시각을 얻고 마음의 무지를 몰아낼 수 있다. 무지는 모든 문제의 씨앗이다.

또한, 다른 이에게 잘 보이고자 대수롭지 않게 하는 빈말을 인지하고 자중해야 한다. 읽지도 않은 책을 읽었다고 하는 대수롭지 않은 거짓말부터 배우자를 속이고 바람을 피우는 중대한 거짓말까지, 어떤 종류의 거짓말이든 우리의 마음을 초조하게 하고 그럴수록 진정한 자아의 깨달음은 멀어질 것이다.

때로는 진실이 우리를 힘들게 할 때도 있으나 거짓처럼 지워지지 않는 상처를 남기지는 않는다. 정직함 하나만으로도 우리는 다른 이를 해하지 않을 수 있다. 지금까지 다른 사람과 자신에게 남긴 마음의 상처를 이제부터 치유해보자!

정직한 사람에게는 친구가 많진 않아도

진정한 친구가 있다.

존 레논John Lennon_가수

수련

우티타 파르스바코나아사나: 옆구리 늘이기 자세

매트 위에서 할 수 있는 사트야 수련은 크게 두 가지가 있다. 하나는 정직한 마음으로 자신의 몸을 대하는 것이고, 다른 하나는 올바른 정렬법을 따르는 것이다. 정렬법은 지도자마다 다르게 가르칠 수 있는데, 자신의 몸에 가장 잘 맞는 정렬법을 찾아 현명하게 도전하고 정직하게 수련해보자.

매트의 긴 쪽으로 양발을 넓게 벌리고 선다. 양팔을 양옆으로 뻗고 양발은 양손의 간격만큼 넓게 벌린다. 오른발을 90도 돌려서 발가락이 매트의 좁은 쪽을 향하게 한 후 무릎을 구부리고 왼발은 오른발을 향해 60도 정도 안으로 돌려둔다. 아래 세 가지 방법 중 하나를 골라 옆구리 늘이기 자세를 한다.

첫째, 오른팔을 오른쪽 허벅지에 올려두고 왼팔을 머리 위로 뻗는다. 둘째, 오른손을 바닥에 내려놓거나 오른쪽 발목 안쪽을 잡고 왼팔을 머리 위로 뻗는다. 셋째, 오른쪽 팔을 오른쪽 허벅지 밑을 지나 등 뒤로 올리고 왼팔을 등 뒤로 돌려 두 손을 등 뒤에서 잡고 자세를 유지한다. 그다음 5번의 호흡을 하고 반대쪽으로 바꾼다. 몸의 정렬을 잘 지키도록 한다.

자신에게 정직할 수 있다면 다른 사람에게도 정직할 수 있다.

21 | 아스테야
훔치지 않음

의미 │ 야마의 세 번째 규범은 아스테야로 '훔치지 않는다.'는 의미이다. 물질적 의미뿐 아니라 감정적, 정신적, 사회적 의미까지 광범위하게 적용된다.

중요성 │ 요가의 경지에는 아무 부족함이 없다. 훔치는 행위는 내면의 공허함을 외부적 요소로 채우고자 하는 것인데, 내면의 공허는 결코 외부적 요소로 채워지지 않는다.

효과 │ 아스테야 수련은 남의 것을 탐내거나 더 가지려는 욕망을 다스리는 것이다. 자연히 만족을 알게 될 것이고, 부족함 없는 삶을 살게 될 것이다.

야마의 세 번째 규범인 아스테야는 우리가 어떻게 도둑질을 하게 되는지 깨닫게 해준다. 물론 상점에서 물건을 훔치거나 주인의 허락 없이 물건을 취하는 것은 말 그대로 도둑질이다. 좀 더 깊이 생각해보면 우리는 자연에서 매일 취하기만 하고 갚지 않는 도둑질을 끊임없이 하고 있다. 주어진 것을 감사히 여기고 낭비하지 않는다면 가장 좋겠으나 세상과 자연을 향해 구하기만 할 뿐 결코 만족을 모른다. 어쩌다 자연재해로 재산 피해를 입기라도 하면 그때는 또 자연을 원망한다. 그뿐만 아니라 우리는 마구잡이로 동물을 해하고 폭력을 일삼으며 그들의 생명을 취한다.

다른 사람에게 더 많은 관심과 에너지를 받기 원하면서 진정 관심이 필요한 사람들은 무시해버리는 이기적인 태도 역시 도둑질이다. 탐욕스러운 마음을 거두고 나 자신을 들여다볼 수 있다면 우리가 하는 도둑질도 비로소 멈출 것이며, 자연의 고마움과 생명의 소중함도 깨닫게 될 것이다. 도둑질하지 않아도 자연은 우리의 필요를 다 채워줄 것이고, 우리의 삶은 충만할 것이다. 자신의 이기심을 채우기 위해 어디서 무엇을 무의식적으로 취하는지 생각해보자. 우리가 가장 경계해야 할 대상은 바로 우리 자신이다.

수련

아르다 마첸드라아사나: 앉아서 하는 비틀기 자세

다른 사람의 요가 자세를 따라 하면서 스스로 생각하고 체험하기를 게을리하는 것도 일종의 도둑질이다. 요가 지도자를 따라 배우되 자신이 수련하는 자세에 대해 스스로 평가하고 이해하는 능력을 키우자. 내 몸에 좋고 나쁨의 판단은 겉만 보고 따라 하는 것으로는 절대 알 수 없다.

우선 매트 위에 두 다리를 앞으로 뻗고 앉는다. 오른 무릎을 구부려 오른발을 왼쪽 허벅지 바깥에 옮겨두고 오른 무릎이 천장을 향하게 한다. 오른손을 등 뒤 바닥에 짚고 왼쪽 팔은 오른쪽 허벅지 바깥쪽에 걸쳐둔다. 숨을 마시며 등을 세우고, 숨을 내쉬며 왼쪽 팔로 오른쪽 다리를 밀면서 척추를 비튼다. 5번의 호흡을 하며 자세를 유지하고 반대쪽도 같은 방법으로 하면서 몸과 마음을 관찰한다.

지구는 모든 인간의 필요를 채워줄 수는 있어도
결코 인간의 탐욕은 채울 수 없다.
마하트마 간디_인도의 민족운동 지도자

22 | 브라마차리아
금욕과 절제

의미 | 야마의 네 번째 규범은 브라마차리아로 '신과 함께 걷다.'라는 의미이다. 자신의 욕망을 다스려 균형 있는 삶을 유지하는 것을 말한다.

중요성 | 지나치게 욕망을 채우고자 하는 것만큼이나 욕망을 과하게 억누르는 것 역시 바람직하지 않다. 적정한 균형과 중도적 삶은 요가의 경지로 가는 탄탄한 길이다.

효과 | 욕망을 자제하고 균형 있는 삶을 가꿀 때 우리는 창조적인 에너지와 맑고 평온한 마음으로 바른길을 갈 수 있다.

어떤 요기들은 요가수트라를 공부하면서 브라마차리아를 무조건적 금욕이라고 오해하고 겁부터 먹는 경우가 있다. 브라마차리아는 브라만의 경지, 즉 깨달음의 경지로 더 가까이 가는 행동을 가리킨다.

브라마차리아 수련은 우리가 어떤 종류의 감각적 만족에 집착하는지 배울 수 있는 기회이다. 단, 욕망을 무작정 줄여나가거나 모든 욕구를 억누르는 것이 브라마차리아는 아니다. 답은 항상 마음에 있다. 여러 종류의 욕망이 있지만 그중에서도 성욕은 다분히 습관적이고, 생리적이고, 원시적인 욕망이다. 브라마차리아는 '무엇'보다 '어떻게'의 문제이다. 금욕은 무조건적인 억제가 아니라 '정도의 조율'이다. 건강한 방법으로 표출하고 적절하게 자제하여 균형을 이룸으로 에너지를 낭비하지 않는 것이고, 더 나아가 욕망의 충족보다는 창의적인 일에 에너지를 쓰는 것이다.

금욕의 대상은 육체가 아니다.
그보다 훨씬 크고 깊은 마음이다.
스콧 피츠제럴드 F. Scott Fitzgerald _ 미국의 소설가

수련

우탄 프리스타아사나: 도마뱀 자세

아사나 수련에서도 브라마차리아를 행할 수 있다. 자기가 좋아하는 감각과 느낌에 도취하지 않고, 불편함과 어려움에 대해 지나치게 불평하지 않으며 중도의 길을 연습하는 것이다. 어떤 사람은 요가를 현실 도피의 방편으로 삼기도 하는데, 요가는 현실을 있는 그대로 직시하기 위해 하는 것이다. 요가 자세를 하면서 도전은 하되 부상이 없도록 무리하지 말고, 몸과 마음을 이완하되 즐거운 감각에 몰입하지 않도록 중도의 태도를 유지하며 정신 수련도 함께 하는 것이다.

무릎과 손바닥을 바닥에 짚어 책상 자세를 잡는다. 오른발을 오른손 새끼손가락 옆에 놓고 왼쪽 무릎은 그대로 바닥에 둔다. 양팔을 구부려 팔꿈치를 바닥에 내려 상체를 낮추면서 골반을 바닥으로 함께 낮춘다. 왼쪽 다리는 무릎을 들어 뒤로 쭉 뻗어도 되고 이 자세가 부담이 되면 왼쪽 무릎을 그대로 바닥에 두어도 좋다. 또한, 팔꿈치 대신 손바닥을 바닥에 짚어도 좋다. 5번의 호흡을 하고 반대쪽으로 바꿔서 한다. 마음에 떠오르는 욕구에 즉각적으로 반응하지 말고 차분히 관찰해보자.

23 | 아파리그라하
무소유

의미 | 아파리그라하는 야마의 마지막 규범으로 탐하지 않음, 무소유를 의미한다. 사람은 물론이고 물건을 향해서도 지나친 소유욕을 품어서는 안 된다. 소유할 수는 있으나 소유에 집착하는 것은 전혀 다른 것이다!

중요성 | 욕망은 많은 것을 소유한다고 해결되지 않는다. 자유롭고 행복한 삶을 위한 요가는 욕망, 특히 이기적 욕망을 줄여가는 수련이다.

효과 | 사람과 물건에 대한 집착은 우리로 하여금 불안과 초조 속에서 살게 한다. 집착을 비운 자리는 삶에 대한 만족과 자신감으로 채워질 것이다.

갈망의 대상이 사람이든 물질이든 우리에게 영원한 행복과 안정감을 주지 못한다. 그러므로 집착은 불안과 불행의 씨앗일 뿐이고 허망한 것이다. 우리가 물건을 살 때는 필요해서 산다고 생각한다. 그러나 실제로 물건을 사는 이유는 갖고 싶은 욕망을 채우기 위한 경우가 많다. 내면의 공허함을 물건을 사는 것으로 채워보고자 하지만, 그것은 헛된 생각에 불과하다.

아파리그라하는 야마의 다섯 가지 규범 중 마지막으로, 아파리그라하 수련으로 사람과 물건에 대한 집착을 내려놓을 때 우리는 놀라운 경험을 하게 된다. 지나치게 매달리고 간섭하는 사람을 좋아하는 사람은 아무도 없다. 꼭 쥔 두 손의 힘을 풀고 내려놓으면 떠나는 것 같지만 결국엔 다시 돌아온다.

주변에 당신을 있는 그대로 받아주고 존중해주는 사람이 있는지 생각해보자. 당신은 그 사람 곁에 남아 있고 싶은가? 혹은, 하루에도 몇 번씩 전화하고 쉴 틈 없이 요구만 하는 사람이 있나 생각해보자. 당신은 그 사람을 가까이하고 싶은가?

사랑의 이름으로 누군가를 가지려 한다면
그것은 사랑이 아닌 한낱 소유욕일 뿐이다.

틱 낫 한Thich Nhat Hanh_ 베트남의 승려

수련

파치모타나아사나: 앉은 전굴 자세

요가 자세를 하면서 완벽을 기하는 것도 일종의 욕심이다. 꾸준히 수련하다 보면 언젠가는 자세가 자연스럽고 편안해질 것이라는 마음의 여유를 갖는 것이 아파리그라하 수련이다. 다음 자세를 연습하면서 아파리그라하를 실천해보자.

매트 위에 앉아서 두 다리를 앞으로 뻗는다. 마시는 숨에 등을 펴고, 내쉬는 숨에 상체를 다리 위로 접고 두 손은 발을 잡거나 다리 옆에 내려놓는다. 10번의 호흡을 하면서 마음의 움직임을 관찰한다. 더 많이 접고 싶은지, 다리를 더 펴고 싶은지, 피어오르는 욕심을 관찰하며 몸과 마음의 힘을 풀도록 하자. 10할을 할 수 있다면 7할 정도의 노력을 유지하며 10번의 호흡을 하고 자세를 푼다.

24 | 사우차
청결

의미 │ 요가의 8단계 중 야마에 이은 두 번째는 생활 속에서 홀로 하는 수련인 니야마로 야마와 마찬가지로 다섯 가지 규범이 있다. 그 첫 번째는 사우차이다. 사우차는 정결함과 깨끗함을 의미한다. 마음 청소부터 시작하자!

중요성 │ 사우차는 내면의 정결함을 의미하지만, 외부의 청결 역시 내면을 반영하기 때문에 중요하다. 내면이 정결하지 못한 근본 이유는 무지에서 기인하며, 무지는 요가로 가는 길을 험난하게 만든다.

효과 │ 사우차 수련은 우리의 에너지를 맑고 밝게 하여 주변 사람들에게도 긍정적인 영향을 미친다.

야마의 사회적 규범 다섯 가지와 니야마의 개인적 규범 다섯 가지는 라자 요가의 열 가지 행동 규범으로 요가의 경지에 도달하기 위한 내면의 수련 방법이다.

사우차는 안팎으로 실천하는 정결함이다. 몸을 단정히 하고 집과 차 등을 깨끗이 돌보는 것은 정돈된 마음을 반영한다. 지저분한 용모로 남에게 불편을 주어서도 안된다. 이처럼 사우차는 외부를 청결하게 하는 것으로도 실천할 수 있다.

'스승은 준비된 제자를 찾아온다.'라는 말이 있는데 이것도 사우차와 연관이 있다. 정결한 마음에서는 자연스럽게 맑은 에너지가 나오고, 이 에너지는 구루를 만나게 하는 끈 같은 역할을 한다. '구루'는 '암흑을 몰아내는 스승'이라는 뜻의 산스크리트어다. 즉, 우리 마음에서 어둠을 걷어내고 빛으로 충만하게 하는 존재다. 하지만, 근래에는 '존경하는 스승' 정도의 변형된 의미로 흔히 쓰인다. 아직 당신의 구루를 만나지 못했는가? 하루빨리 그날이 오기를 바란다.

실개천의 물이 더럽다고 바다 전체를 오염시키지는 못한다.
드넓은 바다 같은 사람이 되라.

프리드리히 니체Friedrich Nietzsche_독일의 철학자

수련

사우차 수련의 기본은 주변 공간을 깨끗이 정돈하는 것이다. 요가원에서 요가 수련을 할 때 사우차도 함께 수련해보자. 요가원의 공간을 더 깔끔하고 청결하게 사용할 수 있는가? 아래 구체적인 예를 참고해보자.

• 꼭 필요한 요가 도구만 간소하게 갖춰둔다.
• 깨끗한 몸과 열린 마음으로 수업에 임한다.
• 자신을 맞아주는 사람들과 지도자에게 예의를 표한다.
• 신발은 가지런히 놓고, 벗은 옷은 잘 접어 보관한다.
• 조용하게 매트를 펼치고 반듯하게 자리를 잡는다.
• 흐트러짐 없는 마음으로 요가 수련에 임한다.

안팎의 청결함을 수련하고 또 수련하자!

25 | 산토사
만족

의미 │ 산토사는 니야마의 두 번째 규범으로 스스로 넉넉함을 아는 것이다.

중요성 │ 어느 면에서 보면 요가와 산토사는 동의어이다. 만족하고 감사한다는 것은 다른 말로 하면 집착과 욕심을 비운다는 말이기 때문이다.

효과 │ 산토사는 가진 것이 많든 적든 넉넉함을 알고 감사히 여기는 마음이다. 자연스레 우리의 삶은 더 행복하고 평화로울 것이다.

산토사는 영적 성장의 필수 요건이고 행복한 삶의 기본 요소이다. 행복은 만족과 감사의 능력에 달려 있기 때문이다. 부자와 가난한 사람의 의미를 생각해보라. 돈의 많고 적음으로 부자와 가난한 사람을 구분하는 것이 아니다. 가진 것보다 욕망이 적으면 부자이고, 가진 것보다 욕망이 훨씬 크다면 가난한 사람이다.

가령 당신에게 10억의 돈이 있다고 가정해보자. 그 돈이라면 필요한 모든 것을 다 채우고도 남을 텐데 계속 더 갖길 원한다면, 당신은 여전히 가난한 사람이다. 한 달에 100만 원을 벌지만 자신에게 필요한 돈이 80만 원 정도라면 당신은 이미 부자다. 만족은 수입의 양과는 관계가 없고, 기쁨과 감사는 무엇을 얻고 잃는지와 관계가 없다. 산토사는 '이 또한 지나갈 것이다.'라는 말의 의미를 몸소 실천하고 이해하는 것이다. 즉, 내게 오는 것을 감사히 여기고, 나를 떠나가는 것은 미소로 보내주는 것이다. 오늘은 모두가 미소 짓는 하루가 되기를 소망한다.

현재에 만족할 줄 모르는 사람에게는
원하는 것을 모두 가져도 부족함만 있을 뿐이다.

소크라테스Socrates_고대 그리스의 철학자

수련

낮은 플랭크 자세

자신의 몸에 대한 부정적인 생각은 감사와 만족을 모르는 것에서 비롯된다. 몸은 소유의 대상이 아니라 책임의 대상이다. 오늘도 건강하고 활기찬 하루를 보낼 수 있도록 몸을 잘 돌보는 것이 몸에 대한 바른 자세이다.

먼저 요가 매트 위에 무릎과 손바닥을 짚고 책상 자세를 잡는다. 두 팔을 구부려 팔꿈치를 바닥에 내려놓아 상체를 지탱하고, 무릎을 펴고 두 다리는 쭉 뻗어 발가락으로 바닥을 짚고 뒤꿈치를 뒤로 민다. 팔꿈치는 어깨 밑에 두고, 두 다리는 골반 너비만큼 벌려서 균형을 잡는다. 20번의 호흡을 하며 자세를 유지하자. 힘들고 몸이 떨리더라도 있는 그대로 수용하고 관찰한다. 결과보다는 행하는 노력 자체가 중요한 것이다.

26 | 타파스
자기 수양

의미 │ 니야먀의 세 번째 규범인 타파스는 '근면한 자기 수양'을 뜻하는데 이것은 누구에게나 어려운 일이다.

중요성 │ 타파스는 지성을 통한 수련이다. 마음을 산만하게 하는 것은 늘 존재하게 마련인데, 그럼에도 불구하고 꾸준한 수련을 이어가는 것은 지성, 즉 요가마인드의 힘이다.

효과 │ 타파스 수련의 초기에는 어려움이 있겠지만 궁극적으로는 근면한 수련으로 인한 신체적 효과와 만족감을 느끼게 될 것이다.

'입에 단 것은 몸에 해롭고, 입에 쓴 것은 약이 된다.'는 말이 있다. 아침 일찍 일어나 공부하기로 마음먹었다고 가정해보자. 누구든 처음에는 어려움을 느낄 것이다. 하지만, 좋든 싫든 매일 반복하다 보면 싫어하는 마음은 점점 사라지고 어느새 그 안에서 즐거움이 싹트게 된다. 운동이나 건강식도 마찬가지다.

반대로 친구들과 모여서 밤새도록 술 마시고 놀이를 한다고 생각해보자. 처음엔 재미있을지 몰라도 시간이 흐를수록 취하고 몸이 지쳐 괴로울 것이다. 다음 날까지 이어지는 숙취도 빼놓을 수 없다.

타파스 수련은 자아실현과 자기 계발을 지속할 수 있는 힘의 원천이다. 시작은 힘들더라도 더 나은 삶을 위해 타파스 수련을 게을리하지 말자. 당신은 할 수 있다!

근면한 사람은 자존감이 높은 사람이다.
자신의 게으름과 나태함에 굴복하지 않기 때문이다.

아브라함 헤셸Abraham J. Heschel_유대교 신학자

수련

　타파스 수련의 한 방법으로 요가 철학서를 하나씩 골라 날마다 조금씩 공부해보자. 요가수트라, 바가바드기타, 우파니샤드 등 훌륭한 고전 서적들이 많으니 자신에게 맞는 것을 골라서 매일 30분씩 공부하고 수련해보자.

27

스바드야야

학습과 성찰

의미 | 니야마의 네 번째 규범은 스바드야야로 스스로 학습하고 성찰하는 수련이다.

중요성 | 스스로 고민하고 성찰하는 것은 진정한 자아의 깨달음에 있어 매우 중요한 수행 방법이다.

효과 | 스바드야야 수련을 통해 성찰의 기술을 익히고 충동적인 반응을 자제할 수 있다. 즉, 삶의 진리에 대한 해답을 외부가 아닌 자신 안에서 찾는 것이다.

스바드야야는 요가 수련에서 필수적인 요소이다. 살아오면서 배운 것들에 대해서 고민하고 성찰해보자. 아래의 두 가지 방법으로 진실이라 배운 것을 객관적으로 헤아려보고 그것을 다시 새롭게 배우는 것이다.

• 자신이 배운 것에 대해 의문을 가져라.
• 어떤 것도 당연하다고 생각지 마라.

보통 자기 자신에 대해 성찰하기보다는 다른 사람에 대해 판단하거나 비판하는 의견을 내세우기 쉽다. 위의 두 가지 방법을 통해 오늘의 '나'는 어떤 환경 속에서 무엇을 배우며 형성되었는지 되돌아볼 수 있다. 또한 명료하고 객관적인 시각도 키워가야 한다. 밖으로 향하는 마음을 안으로 모아 주의를 기울이면 진리는 스스로 드러날 것이다.

인생의 진흙탕에 빠져 허우적거리는 사람을 본 적이 있는가?
그것이 다른 사람이 아닌 거울에 비친
자신의 모습이라는 것을 알고 있는가?
빌 워터슨Bill Watterson 카툰 작가

수련

　노트와 펜을 준비해 조용한 곳에 앉아 '나는 누구인가?' 스스로 질문하고 마음에 떠오르는 대답을 모두 적는다. 그리고 적어놓은 답을 세 가지 항목으로 분류해보자. 남자, 여자와 같은 '육체적 사실'에 해당하는 답, 배려심 같은 '감정적 면'에 해당하는 답, 영리함 같은 '이성적 면'에 관한 답으로 각각 분류한 후 찬찬히 곱씹으면서 나 자신을 들여다보자. 스바드야야는 결과보다는 스스로 학습하고 성찰하는 노력에 관한 것이다. 마치 다른 사람이 나를 관찰하는 것처럼 객관적인 눈으로 나 자신을 바라보자. 그리고 마음에 떠오르는 것들을 주의 깊게 살펴보자.

28 | 이스바라 프라니다나
신에 대한 헌신

의미 │ 니야마의 다섯 번째 규범은 이스바라 프라니다나로 이스바라에 헌신한다는 뜻이다. 이스바라는 브라만 혹은 진정한 자아로 바꿔 부르기도 한다.

중요성 │ 헌신의 마음은 요가의 경지에 이르는 필수 요건이다. 나를 낮추고 위대한 존재를 숭고하게 여기는 겸손함은 영적 성장의 원동력이다.

효과 │ 절대 신성에 대한 겸손과 헌신은 내면의 평화, 섬기는 마음, 성취감을 고양한다.

이스바라 프라니다나는 니야마의 마지막 규범으로 만물을 보다 명료하게 볼 수 있는 시각을 열어준다. 자연은 산소, 햇빛, 일용할 양식 등 필요한 모든 것을 주지만 우리는 아무 보답도 하지 않는다. 삶의 목적이 섬기고 받은 것을 되돌려주는 실천을 통해 진정한 자아에 이르는 것임을 깨달을 때, 우리가 할 수 있는 일은 온전히 절대 신성에 내맡기는 것이다. 세상 만물에는 신성이 깃들어 있고, 우리는 모두 그 안에서 사랑으로 연대할 수 있다.

절대 신성에 대한 헌신은 육체나 감성적인 마음에서 비롯되는 것이 아니다. 세상은 나를 중심으로 돌아가는 것이 아니며, 내가 없어도 세상은 여전히 아무 일 없이 돌아간다는 진리를 이해하는 깊은 통찰에서 비롯되는 것이다. 이기심을 내려놓고 진심으로 섬기고 나누며 살아야 한다. 그러기 위해서는 자신의 욕망이 아닌 다른 이들이 필요로 하는 것에 관심을 기울여야 한다. 진리에 대한 깊은 통찰만이 이기심 없는 행동을 가능하게 한다.

겸손과 헌신은

인간이 가진 가장 위대한 능력이다.

윌리엄 부스William Booth_영국의 감리교 목사, 구세군 창시자

수련

사바아사나: 송장 자세

매트 위에 누워 송장 자세를 해보자. 등을 대고 누워서 다리는 골반 너비보다 넓게 벌린다. 두 팔은 몸통에서 적당히 간격을 띄워 바닥에 두고 손바닥을 천장을 향하게 놓고 이완한다. 등을 잘 펴고 누워 편안히 숨을 마실 때 '나는' 하고 속으로 말하고, 내쉬면서 '비운다.' 하고 말한다. 10분 정도 누워서 계속 반복한다. 필요하면 타이머로 시간을 맞춰둬도 좋다. 몸과 마음에 쌓인 무거움을 숨 쉴 때마다 한 꺼풀씩 걷어낸다는 생각으로 깊게 호흡한다. 모든 욕망과 집착을 내려놓은 빈 마음으로 자연과 신에게 헌신하는 시간을 가져보자.

29 아사나

요가 자세

의미 │ 라자 요가의 8단계 중 세 번째는 아사나이다. 고전적 의미의 아사나는 명상 자세로 앉은 자세를 말한다. 즉 의식을 담은 육체를 안정적으로 놓고 고요하게 유지하는 것이다. 대개는 '요가 자세'라는 의미로 통용된다.

중요성 │ 아사나는 육체적 건강을 증진하는 효과적인 운동법이다. 동시에 육체의 차원을 넘는 요가의 깊은 면을 일깨워주기도 한다.

효과 │ 아사나 수련은 몸을 강하고 유연하게 만들기 때문에 젊음과 활기를 유지하는 최적의 방법이다.

요가수트라에서는 '요가 자세는 안정적이고 편안하게 하라.' 고 말한다. 이것은 아사나 수련을 하는 마음가짐을 말하는 것으로 습관에 기대거나 분에 넘치는 욕심에 흔들리지 말고 편안한 마음으로 안정적으로 하라는 가르침이다. 이런 마음가짐을 아사나 수련의 목표로 삼는 것도 좋겠다.

　아사나 수련은 특별한 도구 없이 맨몸으로 할 수 있는 안전한 운동법이다. 또한, 에어로빅이나 다른 스포츠에 비해 자세를 유지하는 시간이 길고 서서히 움직이기 때문에 부상의 위험도 적다. 게다가 자기 자신의 몸 상태와 조건에 따라 얼마든지 보정이 가능하므로 나이에 상관없이 누구든지 할 수 있다.

성공적인 요가 수련은 멋진 아사나에 있는 것이 아니다.
요가 수련이 나의 인생에, 다른 사람과의 관계에
얼마만큼 긍정적 영향을 미치는가에 달려 있다.
데시카차르T. K. V. Desikachar_요가 철학자, 비니 요가 스승

수련

타다아사나: 산 자세

산 자세, 또는 바르게 선 자세를 연습해보자. 요가 매트 위에 서서 가능하다면 두 발을 모으고 발가락을 들어올려 발바닥을 바닥에 꾹 누르며 선다. 대퇴근을 수축해서 무릎뼈를 위로 올리고, 허벅지를 몸의 중심으로 끌어올린다는 기분으로 선다. 복근을 수축시키며 꼬리뼈를 내리고, 갈비뼈를 배꼽을 향해 모아 내린다. 어깨는 펴서 뒤로 내리고 팔과 손가락을 몸통에 붙여 바닥을 향해 뻗는다. 턱은 가슴으로 가볍게 내려 정수리가 천장을 향하게 한다. 시선을 한곳에 고정하고 25번의 호흡을 하며 편안하고 안정적인 자세를 유지한다.

30 │ 프라나야마
호흡 수련

의미 │ 프라나야마는 라자 요가의 네 번째 단계로, 마시고 내쉬는 호흡을 조절하여 몸 안에 흐르는 기를 운용하는 기술이다.

중요성 │ 프라나는 '생명의 원천'을 의미한다. 호흡은 생명 유지의 필수 조건이면서 프라나의 저장 기법이기도 하다. 프라나야마 수련으로 우리는 몸과 마음을 치유하고 더 깊은 요가의 경지로 나아갈 수 있다.

효과 │ 프라나야먀 수련은 몸과 마음을 고요하게 하여 진리의 깨우침에 좀 더 가까이 가게 한다.

프라나는 생명의 원천인 '기'를 의미하고, 야마는 '늘이다, 키우다, 확장하다.'를 뜻한다. 이 두 단어를 합친 프라나야마는 '몸 안의 기를 확장하고 그 흐름을 조율한다.'는 의미이다. 또한 야마는 '제어하다, 운용하다.'의 뜻도 있어서, 프라나야마는 '몸 안의 기를 운용한다.'라고 해석하기도 한다. 즉, 프라나는 호흡인 것이고, 야마는 호흡의 패턴을 단련하는 것이다. 프라나야마는 단독으로 수련해도 되고, 아사나와 병행해도 좋다.

호흡은 우리가 어떤 상황에 있든지 항시 존재하므로 호흡에 집중할 수 있는 기회는 언제나 있는 것이다. 문제는 우리가 호흡보다는 욕망과 잡념에 훨씬 쉽게 끌린다는 것인데, 이것이 바로 요가 철학을 공부해야 하는 이유이다. 즉, 욕망을 내려놓고 요가 마인드의 힘을 키우기 위함이다. 모든 요가 수련법은 우리 마음을 정화하고 발전시키기 위한 것인데 프라나야마도 깨달음을 향해 한 걸음 더 나아가게 이끌어준다.

프라나는 세상을 움직이는 힘이고
우리의 삶 속에서 다양한 모습으로 표출된다.
스와미 비베카난다_인도의 힌두교 승려

수련

복식 호흡

복식 호흡은 처음 요가를 시작할 때 배우는 기본 기술 중 하나이다. 몸 안으로 더 많은 산소를 효과적으로 유입시킬 뿐 아니라 부교감 신경을 활성화해 몸과 마음의 긴장을 해소하는 호흡법이다. 또한, 다른 여러 가지 호흡법의 기본이기 때문에 복식 호흡을 제대로 연마하는 것이 중요하다.

매트 위에 편안하게 앉아서 등을 세우고 어깨를 열어 턱을 가볍게 가슴으로 당긴다. 오른손은 배 위에, 왼손은 가슴 위에 얹고 복식 호흡을 시작한다. 숨을 마시면서 배를 풍선처럼 천천히 부풀리고, 내쉬면서 배를 등 쪽으로 깊숙이 끌어당긴다. 어깨와 가슴의 긴장을 풀어 유지하면서 20번 복식 호흡을 한다. 초보자라면 호흡이 멈추지 않고 부드럽게 이어지도록 훈련한다.

31 프라티야하라
감각의 절제

의미 | 프라티야하라는 요가의 8단계 중 다섯 번째로, 밖으로 치우치는 감각을 깊은 알아차림을 통해 안으로 차분하게 모으는 수련이다.

중요성 | 충동과 욕망, 감각적 쾌락에 대한 집착을 다스리지 않고는 요가의 경지에 다다를 수 없다. 이런 이유로 외부로 치닫는 감각을 절제하는 것이 중요하다.

효과 | 감각을 절제한다는 것은 외부의 자극에 충동적으로 반응하지 않는 것이고, 이것은 곧 내면의 고요와 평정을 뜻한다.

프라티야하라는 우리 몸의 오감과 마음 사이의 관계를 이해하는 데 좋은 수련이다. 마음은 오감의 욕망을 충족시킬 대상을 늘 외부에서 찾는다.

문제는 외부에서 얻는 만족은 순간적이고 지속성이 없기 때문에 곧 또 다른 욕망이 생긴다는 것이다. 입에 단 것은 순간인 것을 알면서도 우리는 언제나 맛있는 것을 원한다. 맛있고, 아름답고, 부드럽고, 듣기 좋고, 향기로운 것들은 모두 외부 자극에 대한 나의 주관적 판단에 지나지 않는다. 내 눈에는 아름다운 것이 다른 사람에겐 얼마든지 추하게 보일 수 있다.

요가 수련을 통해 감각적 욕망의 만족에 매달리지 않고, 깊이 성찰하는 능력을 키울 수 있다. 달콤한 초콜릿을 하나 더 먹고자 할 때 '이제 그만.'이라고 제동을 거는 것이 요가마인드이다. 이성적 절제의 기술은 모든 종류의 감각적 욕망에 적용해야 한다.

감각적 욕망은 이성으로 다스려야 한다.
갈릴레오 갈릴레이Galileo Galilei_이탈리아의 천문학자

수련

감각에 대한 명상

매트 위에서 어깨를 펴고 등을 반듯하게 세워 눈을 감고 앉아 오감에 대한 명상을 시작한다. 먼저 입안의 맛을 느껴보자. 어떤 욕망이나 판단도 잠시 내려두고 느껴지는 그대로를 바라본다. 몇 분의 시간이 지나면 이번에는 귀로 마음을 옮긴다. 어떤 생각이나 이야기가 아닌 귀 자체에 귀 기울인다. 그다음은 코로 마음을 옮겨 냄새에 대한 좋고 싫음의 판단 없이 그저 지그시 바라본다. 그다음 눈으로 마음을 옮긴다. 감은 눈 속에서 색깔, 빛, 어둠처럼 보이는 것을 바라본다. 마지막으로 피부의 감각에 집중한다. 피부에 닿는 옷과 머리카락의 감촉, 차가움과 따뜻함의 감각을 느껴본다. 가능하면 몸을 움직이지 말고 있는 그대로 느끼고 관찰한다. 모든 욕망과 집착을 다 내려놓고 내면을 향한 수련에 정진하자.

32 | 다라나
집중

의미 | 요가의 8단계 중 여섯 번째는 다라나이다. 다라나는 진정한 자아의 깨달음을 향해 마음을 모아 집중하는 것이다.

중요성 | 다라나는 지혜의 수련이다. 다라나는 요가마인드를 통해 집중력은 키우고 욕망은 줄여가는 마음 훈련이다.

효과 | 다라나 수련을 하기 위해서는 육체에 앞서 마음과 지성의 단련이 선행되어야 한다. 물질육체은 에너지기체를 제어할 수 없기 때문이다.

다라나는 프라티야하라에서 한 단계 더 발전한 깊은 집중의 상태를 뜻한다. 프라티야하라는 외부로 달음질치는 마음을 달래 안으로 모으는 것이고, 다라나는 안으로 모아진 마음을 흩어짐 없이 고요하고 잔잔하게 유지하는 집중의 수련이다. 이 수련 방법의 하나로 '네티 네티 명상법'이 있다. 네티 네티는 산스크리트어로 마음의 잡념을 직시하며 '아니다, 아니다.' 하고 부정하는 훈련법으로 세상에 대한 이분법적 관점, 즉 선과 악, 밤과 낮, 많고 적음, 좋고 싫음 등의 사고방식에서 벗어나 사물을 있는 그대로 보고자 함이다. 이러한 의식적 노력은 자연스럽게 다음 단계인 디야나로 이끌어준다.

영적 수련의 수준을 가늠하는 길은 어지러운 잡념을 비우고,
흔들림 없는 집중의 상태를 얼마나 고요히 유지하는가로 알 수 있다.

라마나 마하르쉬Ramana Maharshi_인도의 성자

수련

다라나는 많은 노력이 필요한 단계이다. 너무 어려운 것에 도전하기보다는 아래의 질문을 보고 요가마인드를 키우는 연습을 하자. 감정이 복받쳐 오를 때 아래의 질문을 해보자.

• 지금 내가 하는 감정적 언행을 멈출 수 있는가?
• 나를 사로잡은 감정 혹은 감정적 상황에서 벗어날 수 있는가?

위의 질문에 대한 대답이 '예'라면 바로 아래 질문으로 이어가고, '아니오'라면 잠시 멈추었다가 대답이 '예'일 때 다시 돌아와 아래로 이어간다.

• 어떤 감정과 생각에 이성을 잃었는가?
• 그것이 과연 쓸모가 있었던가?
• 여전히 남아 있는 불만은 무엇인가?
• 나의 이성은 그것에 대해 뭐라고 말하는가?

모든 질문에 답을 하고 나면 어떤 행동이 가장 합리적인지 생각해보고 행하도록 하자.

33 | 디야나
명상

의미 | 디야나는 요가의 8단계 중 일곱 번째로 명상을 뜻한다. 디야나는 엄격한 의미의 명상으로 우리가 보편적으로 생각하는 일반 명상과는 다른 것이다.

중요성 | 디야나는 사마디의 직전 단계로 요가의 경지인 진정한 자아의 깨달음에 성큼 다가서는 상태이다.

효과 | 디야나는 자신에 대한 인식에 변화가 시작되는 단계로, 몸과 마음과 지성으로 구분 짓는 것을 내려놓고 진정한 자아에 대한 깨달음으로 다가가는 단계이다.

오직 궁극적 진리와 진정한 자아를 알고자 하는 바람만이 존재하며, 다라나의 고요한 집중의 상태가 흔들림 없이 유지될 때 디야나의 경지는 자연스럽게 열린다. 비로소 자신에 대한 인식 작용, 즉 자신이 몸, 마음, 지성이라고 여기는 자아의 활동을 내려놓는 것이다. 디야나는 나에 대한 인식의 대전환이 열리는 깊은 명상의 경지로, 일시적 경험이 아닌 영원한 깨우침이다.

우리가 15분 정도 앉아서 하는 이른바 명상 수련은 마음을 집중시켜 고요하고 평화롭게 하는 것이다. 물론 이것도 훌륭한 수련이지만, 디야나의 깊은 명상의 단계와는 전혀 다른 종류이다. 디야나의 명상에 도달하여 충분히 머물 때 세상을 하나로 이해하고 보듬는 지혜의 눈이 열린다. 즉 사마디의 경지에 가까워지는 것이다.

과적한 비행기가 하늘로 뜨지 못하는 것처럼
욕망과 잡념으로 가득 찬 무거운 마음도 명상으로 오르지 못한다.
비행기는 과적을 해소해야 하고, 마음은 비워야만 한다.
스와미 파르타사라티_베단타 승려, 철학자

수련

욕망과 집착을 모두 내려놓기 전엔 디야나는 열리지 않는다. 오늘은 우리가 가진 욕망에 대해 생각해보자. 노트를 준비해 큼직하게 표를 그리고 세로로 4개의 칸을 만든 후 첫 줄엔 제목을 단다.

첫 번째 칸의 제목은 '내 마음속 욕망'이라고 쓴다. 두 번째, 세 번째, 네 번째 칸의 제목은 '반드시 이뤄야만 하는 욕망', '이루지 않아도 극복 가능한 욕망', '정체불명의 욕망'으로 이름 붙인다. 그리고 첫 번째 칸 제목 밑으로 내 마음속 모든 욕망을 적는다. 잠시 시간을 갖고 나열한 욕망을 하나씩 살펴보며 각각의 욕망이 두 번째에서 네 번째 칸 중 어디에 해당하는지 표시한다.

한 달에 한 번씩 같은 방법으로 표를 보고 다시 생각해보자. 그리고 노트에 다음과 같이 써둔다. '모든 욕망을 비울 때 디야나에 이를 수 있으니 인내심을 가지고 계속 성찰하고 노력할 것이다.' 그리고 이름과 날짜를 쓰고 스스로 한 약속의 증거로 남긴다.

34 | 사마디
삼매

의미 | 사마디는 라자 요가의 마지막 단계로 어떤 종류의 가름이나 구분도 없이 세상과 완벽히 하나가 되는 높은 의식의 경지이다.

중요성 | 지혜는 우리의 마음을 깨끗이 하고, 완벽하게 정화된 마음에 마침내 요가의 경지인 사마디가 열린다.

효과 | 사마디는 육체를 완전히 초월하는 경지이기에 육체에 주는 직접적 효과는 없다. 이것은 몸과 마음과 지성으로 나 자신을 이해하는 범주를 완전히 초탈하는 것이다.

사마디는 깨달음의 경지로 요가의 8단계 중 마지막 단계이다. 더 이상 집착도, 자신에 대한 인식의 혼란도 존재하지 않는 '완벽한 앎'의 상태이다. 깨달음을 향한 단 한 가지 욕망에 마음을 단단히 고정하는 충실한 디야나 수련이 드디어 열매를 맺은 것이다. 꾸준한 다라나 수련은 디야나의 경지를 열고, 디야나의 경지가 반복되고 축적됨으로써 사마디의 경지에 오른다.

사마디는 네 번째 의식의 상태인 '투리야'와 같은 의미이다. 인간의 의식은 깊은 수면의 상태, 꿈을 꾸는 상태, 깨어 있는 상태의 세 단계 사이를 오간다고 한다. 꿈도 꾸지 않고 숙면하고 나면 몸이 상쾌하지만, 악몽을 꾸다가 깨면 꿈이라는 사실을 깨달으면서 안도의 한숨이 절로 나온다. 즉, 사마디는 꿈에서 나와 현실로 깨어나는 것처럼 집착과 혼란으로 가득한 현실에서 벗어나 궁극적 진리의 경지인 투리야로 드는 것이다. 참으로 심오한 경지가 아닌가!

요가로 수련한 마음은 요동치지 않는다.
고요하고 잔잔한 마음에 진정한 자아에 대한 깨달음이 있다.
그리고 그 깨달음이 곧 영원한 만족과 기쁨이다.

바가바드기타 6장 20절

수련

사마디는 무경계의 상태로 몸과 마음과 지성은 물론 언어의 경계조차 초월하는 경지이다. 오늘은 사마디를 향한 요가마인드를 강화하는 수련을 해보자. 아래의 문장을 읽고 곰곰이 생각해보자. 읽고 또 읽어 그 의미를 새겨보고 자신에게 어떤 의미로 다가오는지 나름대로 생각을 적어보자.

- 요가 수련으로 요동치는 마음을 제어할 때 평안과 고요가 서서히 깃든다. 그 가운데 진정한 자아에 대한 깨달음이 있고, 깨달음은 곧 영원한 만족과 기쁨이다.

위의 글귀를 '요가는 진정한 자아를 향해 홀로 가는 고독한 여행이다.'로 짧게 줄여볼 수 있다. 지금껏 이 책에서 배운 것을 바탕으로 글의 의미를 마음에 새겨보자.

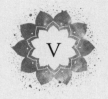

다양한 요가 수련법

일반적으로 '요가 수련'이라고 하면 아사나를 연상하지만
요가 수련의 방법은 실제로는 매우 다양하다.
그 이유는 몸 수련도 중요하지만 요가의 핵심은 마음 수련에
있기 때문이다. 이 장에 소개한 요가 수련법은 모두 마음 수련에 초점이
맞춰져 있다. 낯설더라도 새로운 요가 수련법을 배우는 기회로 삼자.

35 | 만트라
진언의 반복

의미 | 만트라는 마음을 집중하여 더 높은 의식에 연결하기 위해 신성한 힘과 울림이 있는 소리나 음절, 낱말 등을 반복해서 외우며 명상하는 것이다.

중요성 | 요가 만트라는 만트라에 배어 있는 영적 에너지를 보존하는 산스크리트어로 외우는 것이 바람직하다. 대개의 산스크리트어 만트라에는 신의 이름이 포함되어 있거나 에너지의 씨앗이 되는 소리가 들어 있다.

효과 | 만트라를 반복해서 외우는 동안 정신이 만트라에 집중되면서 마음이 차분해진다. 가령 '나는 나를 사랑해.'라는 말을 매일같이 반복한다고 생각해보라. 분명 더 행복한 하루가 될 것이다.

만트라에 담겨 있는 의미는 그 만트라의 힘이고 무게이다. 만트라를 외울 때는 정확한 발음과 특정 운율에 맞춰야 만트라의 의미가 의식 안에서 제대로 발현한다. 만트라를 외우는 또 하나의 목적은 우리 마음속에 쌓인 부정적인 생각과 감정을 씻어내고 맑고 건강한 기운으로 채우는 것이다.

전통적으로 만트라를 외울 때는 108개의 구슬을 엮어 만든 말라를 함께 쓴다. 말라는 대개 가운데 큰 구슬이 있는데 이것을 '구루 구슬'이라고 부른다. 한 손은 다리 위에 편안히 놓고 다른 한 손은 말라를 가볍게 쥐고, 구루 구슬부터 시작해 구슬 하나에 만트라를 한 번 외운다. 한 바퀴를 돌아 구루 구슬에 오면 말라를 뒤집어 쥐고 다시 한 바퀴를 더 돈다. 말라를 가지고 만트라를 외우는 것은 종교와 관계없이 누구나 할 수 있는 수련법이다.

만트라를 외움으로 우리는 잡념을 씻어내고
깊은 내면의 바다로 들어갈 수 있다.
만트라는 지금 이 순간에 온전히 존재할 힘을 준다.
크리슈나 다스Krishna Das_미국의 명상음악가

수련

만트라를 직접 외우는 수련을 해보자. 말라를 사용하거나 타이머를 맞춰두고 만트라를 외워도 좋다. 처음에는 만트라를 직접 소리 내어 외우다가 어느 정도 마음이 차분해지면 마음속으로 외우며 그 진동을 음미하도록 한다. 다음에 소개하는 세 개의 만트라 중 하나를 골라도 좋고 다른 만트라를 외워도 좋다. 중간에 바꾸지 말고 고른 것을 끝까지 외우도록 하자.

- 옴 샨티평화
- 옴 나마 시바야내 안의 신에게 머리 숙여 인사합니다.
- 나는 나를 사랑해.

어린이 요가 교실에서 '나는 나를 사랑해.'를 외운 적이 있는데, 아이들은 이 만트라를 참 좋아한다. 안타깝게도 어른들은 이 만트라를 어색해하고 쑥스러워한다. 자신감을 가지고 나를 사랑하는 사람이 되자.

36 | 옴
영적 울림

의미 | 옴은 가장 원초적인 소리, 즉 만트라로 창조의 근원이자 만물의 시작이다. 또한, 브라만 혹은 진정한 자아의 영적 울림이다.

중요성 | 옴은 고결한 의식의 상징이다. 경건한 마음으로 옴을 외울 때 우리의 의식은 진정한 자아의 깨달음을 향해 열리게 된다. 옴은 순수 의식의 진수이다.

효과 | 옴을 외움으로써 육체적 안정감과 마음의 평화를 경험하고, 진정한 자아의 깊은 경지로 의식을 확장한다.

옴의 표기 방식은 '아우음AUM'이다. '아'와 '우'가 함께 '오'라는 소리를 만들고, 아우음의 소리가 하나로 합쳐져 완전한 '옴'의 소리를 만든다. 또한, 이 세 음절에는 생성, 성장, 소멸 등 삶과 죽음의 주기와 순환을 담고 있다.

'아A'는 우주의 시작 혹은 생명의 탄생을 의미하고, 발음할 때는 '아~'하고 소리를 입 밖으로 밀어내듯 배에서부터 끌어올린다. '우U'는 우주의 성장 혹은 생명의 성장과 성숙을 의미하며, 밖으로 밀어냈던 소리를 다시 끌어와서 입안으로 모으듯 입천장을 울리며 소리를 끌어모은다. 마지막으로 '음M'은 휴면, 죽음, 끝맺음을 의미하며, 소리를 목젖으로 당겨 가슴을 울리며 다시 배를 향해서 진동과 에너지를 재결집하여 마무리한다.

'옴'을 소리 내는 방법은 문자를 통해 정밀하게 배울 수 있지만, 옴의 진동은 언어의 장벽을 뛰어넘는 자기 내면의 경험이다. 마치 웃음이 누구나 이해할 수 있는 언어인 것처럼, 옴은 문자로 배울 수도 있지만 그 체험은 결코 언어의 경계에 갇히지 않는다. 소리 내어 밖으로 외우는 옴의 소리가 사라질 때 안으로 퍼지는 옴의 진동은 비로소 시작된다.

수련

만트라

명상 자세로 편안하게 앉아서 눈을 감는다. 심호흡을 몇 번 하고 숨을 마신 뒤 '아~'하고 길고 부드럽게 소리를 낸다. 목과 척추로 번지는 소리의 울림을 느껴보자. 심호흡을 몇 번 하고 다시 숨을 마신 뒤 '우~'하고 소리 내며 입안에 번지는 소리를 느껴본다. 다시 심호흡을 하고, 숨을 마신 뒤 '음~'하고 소리 내며 정수리로 울리는 소리를 느껴보자. 다시 호흡을 하고, 숨을 마신 뒤 이번에는 '아아아우우우우우음~'하고 길고 부드럽게 소리 내보자. 10번 정도 옴을 외우자. 옴을 외우는 것이 익숙하지 않아 조금 어색하거나 이상하다고 생각할 수 있다. 하지만 수천 년을 이어온 아름다운 전통이니 순수한 마음으로 시도해보자.

만트라 중 으뜸은 옴이다.

모든 만트라는 옴으로 시작하거나 옴으로 끝난다.

데이비드 프롤리David Frawley_요가와 아유르베다 학자

37 | 드리쉬티
시선의 고정

의미 | 드리쉬티는 육안과 마음을 함께 한곳으로 고정하는 것이다. 드리쉬티는 어떤 것에 시선을 고정하는가를 넘어 어떤 마음을 유지하는가에 관한 것이다.

중요성 | 눈은 마음의 창이다. 마음의 눈, 즉 영혼의 눈을 새롭게 하면 우리의 시각도 자연스럽게 변화하고 진실을 향하게 된다. 있는 그대로의 진실을 보는 것이다.

효과 | 드리쉬티는 아사나 수련 중에도 중심을 잡고 균형을 유지하는 데 매우 유용한 방법이다. 잡념을 떨치고 집중해보자!

드리쉬티는 요가 아사나와 명상 수련에서 매우 유용한 수련법이다. 한 다리로 서는 요가 자세는 균형을 유지하는 것이 어렵지만 시선을 한곳에 고정하면 훨씬 쉽게 균형을 잡을 수 있다. 시선을 모은다는 것은 산란한 마음을 한곳으로 집중한다는 것이다. 드리쉬티는 위나 아래, 오른쪽이나 왼쪽, 손가락이나 발가락, 배꼽 등 어디든 상관없이 스스로 정하면 된다. 대개의 요가자세는 드리쉬티를 특정하는 편인데, 그것이 분명치 않을 때는 코끝 너머 멀찍이 바닥을 응시하면 된다.

드리쉬티에 내포된 철학적 의미는 더 깊고 높은 요가의 경지에 마음을 고정하라는 것이다. 물질을 향해 밖으로 내달리는 마음을 넓고 깊은 내면의 바다로 들어오게 하는 것이다. 드리쉬티에 대한 이해와 수련은 진리 터득을 위한 중요한 도구이다.

사람들은 눈앞의 현실은 등한시하고
멀리 있는 별만 보려 한다.
퀸투스 엔니우스Quintus Ennius_고대 로마 시인

수련

비라바드라아나사 2: 전사 자세 2

매트 위에 서서 두 다리를 넓게 벌린 상태에서 오른발을 바깥쪽으로 90도로 돌리고 오른쪽 무릎을 구부려 허벅지가 바닥에 수평이 되게 한다. 두 팔은 양옆으로 뻗고 고개를 돌려 오른쪽 가운뎃손가락이 가리키는 곳을 바라본다. 너무 뚫어지게 보지 말고, 느긋한 시선으로 오른팔과 그 주변의 공간도 함께 경치를 바라보듯 지그시 응시한다. 눈의 힘을 풀고 부드럽게 유지하는 동시에 의식의 범위를 주변의 공간으로 확장한다. 5번 호흡하고 반대쪽으로 바꾼다.

38 | 마음챙김
마음 모으기

의미 │ '마음챙김'이란 지금 이 순간의 현실과 주변을 가감 없이 있는 그대로 인지하고 주의를 기울이는 것을 말한다.

중요성 │ 현재라는 한순간은 계속 변하게 마련이고 마음챙김도 이와 함께 보조를 맞춰가야 한다. 그 과정에서 요가마인드는 필수적이다. 이 모든 것은 요가의 경지에 이르는 과정이다.

효과 │ 지금 이 순간을 있는 그대로 인지하는 마음의 상태는 고요하고 평화롭다. 마음챙김은 우리가 인내심을 가지고 계발해야 하는 기술이다.

'마음챙김'은 '알아차리기'라는 단어와 함께 일반인에게도 익숙한 용어로, 지금 이 순간에 마음을 모으고 주의를 기울여 있는 그대로의 현상을 직시하는 것이다. '지금'이라는 짧은 순간은 끊임없이 변화하는 만큼 마음챙김 역시 변하는 순간과 함께 흘러야 한다.

마음챙김을 통해 자신의 견해와 감정적 판단을 내려놓고 순수한 관심과 배려하는 마음을 실천함으로써 다른 사람과의 관계는 물론 자신과의 관계도 개선하고 치유할 수 있다.

마음챙김은 현재 이 순간을 명백하고 투명하게 보려는 의식적인 노력으로 늘 생각과 감정, 욕망으로 가득 차 있는 마음을 깨끗하게 정화하는 것이다. 마음챙김은 다음 장에서 다루게 될 샥시의 시작 단계이다.

지금 이 순간의 행동이
내 삶의 마지막 행동이라 여기고 행동하라.
마르쿠스 아우렐리우스 _ 로마의 16대 황제

수련

음식 명상

좋아하는 간식을 준비해서 편안하게 앉는다. 포크나 젓가락으로 한 입 떼어 들고 눈을 감는다. 음식을 입에 넣기 전에 눈을 감은 상태에서 입안에 감도는 맛을 먼저 느껴본다. 이런저런 생각이 들어도 생각을 잠시 멈추고 오로지 맛에만 마음을 모은다. 30초 정도 관찰한 후, 들고 있던 음식을 입에 넣고 맛을 음미한다. 씹거나 삼키지 않고 30초 동안 그대로 입안에 머금은 상태에서 맛을 느낀 후 천천히 15번을 씹는다. 씹고 삼키는 순간에도 역시 마음을 모은다. 같은 방법으로 나머지 간식을 마음을 모아 천천히 음미하며 먹는다.

39 | 샥시
객관적 시각

의미 | '샥시'는 치우침 없는 마음으로 세상을 보는 시각이다. 즉 마음의 균형을 잡고 객관적 시각을 갖는 것을 말한다.

중요성 | '나'라는 자의식에서 벗어나 객관적 시각을 유지하는 샥시가 곧 요가의 길이다. 자아에 대한 집착에서 벗어날 때 우리는 비로소 지혜를 얻을 수 있다. 계속해서 자신을 관찰하자.

효과 | 샥시는 감정적, 습관적인 사고와 행동에서 우리를 자유롭게 하고 선명하고 객관적인 시각을 유지할 수 있게 한다.

요가 철학에는 우리 삶에 적용할 수 있는 실천적 덕목과 교훈이 많은데, 그중에서도 샥시는 삶에 변화를 가져오는 가장 강력한 도구라 할 수 있다. 하루 생활을 주의 깊게 들여다보면 우리의 마음은 쉴 새 없이 외부 환경의 영향을 받고, 외부 자극에 반응한다. 당연히 우리를 지치고 피곤하게 한다. 그러나 마음을 다스려 주변 환경과 자극을 객관적으로 인지할 수 있다면 우리의 반응도 자연히 달라질 것이다.

　가령 꽉 막힌 도로에서 운전 중인데, 누군가 끼어든다고 생각해보자. 차 안에 있는 당신은 스트레스를 받아 짜증 나고 머리가 뜨거워졌을 것이다. 그러나 그 광경을 막힌 도로가 아닌, 건물 옥상에서 내려다보고 있다고 생각해보자. 더 이상 나의 일이 아니니 별다른 감정을 느끼지 않을 것이다. 샥시는 바로 그런 것이다. 꽉 막힌 도로 위 차 안에 갇혀 있더라도 마음만은 건물 옥상에서 내려다보듯 한발 떨어져 상황을 객관적으로 인지하며 감정의 소용돌이와 스트레스로부터 자신을 구하는 것이다.

때론 힘들고 불편하더라도
세상을 향한 의식은 언제나 열려 있어야 한다.
실리아스 모스Thylias Moss_미국의 시인

수련

아르다 나바아사나: 변형된 보트 자세

    요가 매트 위에 등을 대고 다리를 뻗고 눕는다. 양팔은 몸 옆으로 뻗어 바닥에서 띄우고, 두 다리를 바닥에서 10센티미터 정도 올리고 머리도 10센티 정도 올려 변형된 보트 자세를 잡는다. 머리와 다리를 들고 있는 상태에서 5번의 호흡을 한다. 몸이 떨리고 배 근육이 아파지면서 자세에서 나오고 싶은 충동을 느끼겠지만 그대로 유지하면서 보트처럼 물 위에 떠 있는 나의 몸을 상상해보자. 조금만 더 참고 다시 5번 호흡하면서 힘들어하는 몸의 상태, 그만두고 싶은 충동, 불평하는 마음을 자신의 것이 아닌 듯, 한발 떨어져서 바라보자.

40 무드라
손가락 요가

의미 │ 무드라는 손이나 몸짓으로 기쁨과 복을 부르는 특정 상징을 만드는 것을 말한다.

중요성 │ 무드라는 요가 수련에서 쉽게 쓸 수 있는 도구로 모양 자체보다는 그 안에 담긴 의미이다.

효과 │ 무드라를 만들어 유지하며 의미를 되새기는 동안 우리의 마음도 고요하고 평화롭게 가꿀 수 있다.

무드라는 주로 손가락을 이용하여 만드는데 대부분 명상이나 호흡 수련에서 많이 쓰인다. 다양한 무드라 중에서도 가장 흔하게 쓰이는 것이 기아나 무드라, 즉 지혜의 무드라이다. 먼저 무드라를 직접 연습해보자.

먼저 손바닥을 펼친다.
- 엄지손가락은 진정한 자아, 우주, 우주의 기운을 상징한다.
- 검지는 나 또는 자아를 상징한다.
- 나머지 세 개의 손가락은 몸, 마음, 지성을 의미한다.

진정한 자아는 존재하는 모든 것의 근본이다. 따라서 이기적인 자의식은 언제나 몸을 낮추고 진정한 자아를 따라야 한다. 기아나 무드라는 검지를 엄지손가락 밑으로 넣어 동그랗게 원을 만드는 것인데, 이것은 이기적 마음을 겸손히 구부려 진정한 자아와 하나됨을 표현하는 것이다. 그리고 나머지 세 개의 손가락은 자신의 일부이지만 진정한 자아는 결코 아니라는 것을 표현한다. 대부분의 무드라는 간단한 손 모양인데 그 안에 담긴 깊은 의미는 수련을 통해서만 알 수 있다.

수련

기아나 무드라와 명상

　타이머로 5분을 맞춰두고 등을 펴고 편안하게 명상 자세로 앉는다. 무릎 위에 두 손바닥을 위를 향하게 두고 기아나 무드라 자세를 잡는다. 눈을 감고 서서히 복식 호흡을 하며 기아나 무드라의 의미를 생각해보자. 엄지손가락을 지그시 눌러 검지에 붙이면서 '나는 내 몸도, 마음도, 생각도 아니다. 나는 이 모든 것을 초월하는 존재이다.'를 되뇌며 천천히 호흡한다.

언어가 달라도 번쩍 치켜든 엄지손가락은
긍정의 마음을 전하기에 충분하다.

릭 라이어던Rick Riordan _미국의 소설가

41 | 반다
잠금

의미 │ 반다는 '묶다, 잠그다'는 뜻으로 기를 모아 몸을 가볍게 만드는 기술이다. 초보자보다는 숙련자에게 적합하다.

중요성 │ 반다는 기를 운용하는 숙련된 기술로 기의 상승과 흐름을 조절하는 한결 발전된 수련법이다.

효과 │ 반다 수련은 상체로 기운을 모아 몸의 기력을 안에서부터 북돋워준다. 매일 반복해서 수련하고 정진하기에 좋은 수련법이다.

반다는 육체적 수련이지만 그 철학적 의미는 돌고 도는 세상에 포박된 우리의 삶을 뜻하고, 요가 수련은 그 포박에서 해방되고자 함이다. 반다에는 세 가지가 있다.

첫째, 물라 반다: 골반 저변의 근육을 수축해서 기가 밑으로 흘러나가지 않게 하고 기의 흐름이 위로 가도록 제어한다.

둘째, 우디야나 반다: 복근을 이용해 배를 척추 쪽으로 바짝 누르는 동시에 횡격막을 수축시켜 기를 심장과 폐로 모은다.

셋째, 잘란다라 반다: 턱을 당겨 가슴 쪽으로 누르며 목구멍을 닫아 기가 위로 흘러나가지 않게 목과 가슴에 모아 제어한다.

위의 세 가지 반다를 하나씩 해도 되지만, 한꺼번에 할 수도 있다. 이것을 마하 반다라고 부르며, 마하 반다를 푸는 순간, 기는 몸의 중심부로부터 몸 전체로 막힘없이 퍼져 흐르게 된다. 원활한 순환 없이 건강한 몸은 있을 수 없는 법, 반다 수련은 건강한 몸과 기의 흐름을 위해 필수적이다.

마음은 바로 그 사람이다. 자유로운 마음의 소유자는 자유로운 삶을, 속박된 마음의 소유자는 속박된 삶을 살 것이다. 한 사람의 삶은 그 마음에 달린 것이지 외부 환경에 좌우되는 것이 아니다.

스와미 사치다난다Swami Satchidananda_요가 구루

수련

물라 반다

요가 매트 위에 다리를 앞으로 뻗고 앉는다. 두 무릎을 구부리고 발목을 서로 겹친다. 손바닥은 엉덩이 옆 바닥을 짚거나 요가 블록 두 개를 엉덩이 옆에 준비해두고 블록 위를 짚는다. 숨을 마시면서 손바닥으로 바닥이나 블록을 꾹 눌러서 엉덩이를 들어올려보자. 바닥에서 아주 조금만 떨어질 수도 있으니 많이 올라오지 않았다고 실망하지 말자.

이번에는 골반 저변의 근육을 수축하여 먼저 끌어올린 후에 마시는 숨에 다시 손으로 바닥이나 블록을 누르며 엉덩이를 한 번 더 바닥에서 들어올린다. 물라 반다를 잡은 상태에서 엉덩이를 들어올리는 것이 그렇지 않은 상태에서 하는 경우와 다른 점이 있는지 관찰해보자. 혹시 다른 점이 없다 해도 실망하거나 조바심 내지 말고 꾸준히 연습해보자. 반다는 숙련되기까지 많은 시간이 필요하다.

42 | 프라티팍사 바바나
사고의 전환

의미 | 프라티팍사는 '반대의, 반하는'의 뜻이고, 바바나는 '계발하다, 가꾸다'의 뜻이다. 프라티팍사 바바나는 더 높은 절대적 진리를 이해함으로써 의도적으로 상반되는 관점에서 사물을 보는 능력이다.

중요성 | 유연한 시각과 관점을 갖는 것은 요가 수련에서 매우 중요한 부분이다. 이것은 편협한 시각을 객관적 시각으로 재탄생시키는 샥시의 수련이기도 하다.

효과 | 프라티팍사 바바나 수련은 구름 뒤에서 비치는 햇살처럼 우리를 행복하게 한다. 힘든 과정이지만 우리의 정신은 이미 자라고 있다.

프라티팍샤 바바나는 지성, 즉 요가마인드를 키우는 데 유용한 수련법이다. 부정적 사고방식을 긍정적으로 전환하는 데는 강한 의지와 부단한 노력이 필요하다. 부정적 감정과 생각이 마음속에 싹트기 시작하면 순식간에 온 마음을 가득 채우기 일쑤여서 사고의 전환은 말처럼 쉽지 않다. 하지만 요가 철학을 공부하고 꾸준히 수련하면 마음에 부정적 생각이 싹트는 순간을 인지하게 되고, 그것을 객관적으로 관찰하며 긍정적으로 전환하는 능력을 키워갈 수 있다.

빨간색 선글라스를 끼고 세상을 보면 온 세상이 빨갛게 보인다. 세상이 빨간 것이 아니라 자신의 눈을 빨간색이 가리고 있기 때문이다. 이 안경을 지혜의 안경으로 바꿔서 본다면 세상의 모든 것을 지혜의 눈으로 볼 수 있을 것이다. 역시 외부의 환경이 바뀐 것이 아니라 온전히 마음이 새롭기 때문이다.

변화하지 않는다면 성장하지 못한다.
성장하지 못한다면 진정으로 사는 것이 아니다.
게일 쉬히Gail Sheehy_미국의 작가, 언론인

수련

간단한 방법으로 프라티팍사 바바나를 연습해보자. 노트와 펜을 준비해 편안하게 앉고 10분 정도 타이머를 맞춰둔다. 눈을 감은 상태에서 무엇이든 머릿속에 떠오르는 대로 써내려간다. 잘 쓰려고 할 필요도 없고 고칠 필요도 없이, 떠오르는 것을 그 대로 쓴다. 시간이 다 되면 쓰기를 멈추고 자기가 쓴 것을 읽어보자. 반복되는 생각이 있는지, 부정적 생각이나 감정이 있는지 살펴보자. 또 일정한 관점이 유지되는지도 살펴보자. 만일 부정적인 생각이나 감정을 발견하면 긍정적인 방향으로 재조명해보자. 부정적 생각을 발견하고 인지하는 것이 프라티팍사 바바나의 첫 단계이다.

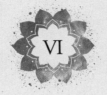

차크라

우리 몸의 신경계는 두뇌를 중심으로 온몸에 퍼져 있고,
순환계는 심장을 중심으로 온몸에 퍼져 있다.
요가에서는 우리 몸의 에너지도 이와 마찬가지로
에너지의 중심부를 위주로 하여 온몸을 흐른다고 믿는데
그 중심부를 '차크라'라고 부른다.
차크라는 척추를 따라서 꼬리뼈부터 정수리까지
모두 일곱 개가 있다고 알려져 있다.
맑은 에너지의 균형 있는 흐름을 위해 차크라 수련법을 배우는 것은
요가 수련에서 매우 중요하다.

43 | 물라다라 차크라
뿌리 차크라

의미 | 물라다라 차크라는 일곱 개의 차크라 중 첫 번째로, 척추의 맨 아래에 위치해 있다.

중요성 | 일곱 개의 차크라는 영적 치유의 기능을 가진 에너지 중심부이다. 물라다라 차크라는 물질세계와 안정적인 관계를 맺는 데 중심적 역할을 한다.

효과 | 잘 정화된 뿌리 차크라는 삶에 안정감과 만족감, 자유로움을 가져다준다.

차크라는 눈에 보이지 않는 에너지기 혹은 프라나에 관한 것이라 의견이 분분한 주제이다. 차크라에 대한 이론은 여러 종교와 전통에서 볼 수 있는데 유사점이 있는가 하면 전혀 다른 해석도 찾을 수 있다. 차크라는 잠재적 에너지를 깨워 움직이는 쿤달리니 수련의 핵심 부분이다. 맑고 균형 잡힌 차크라는 우리를 요가의 경지로 상승시켜주는 사다리 같은 역할을 한다.

일곱 개의 차크라는 서로 간의 균형과 불균형 상태를 계속 오가는데, 그것은 온전히 자신에게 달려 있다. 혹시 차크라의 균형을 대신 맞춰준다는 사람을 만나더라도 현혹되지 말자. 자신을 치유하고 자기 삶을 책임질 사람은 오로지 자신뿐이라는 것을 명심해야 한다.

물라다라 차크라는 생존을 위한 기본적 물질을 포함한 삶의 물질적 측면과 관계가 깊다. 또한, 타인에게 거절당하는 것에 대한 두려움도 물라다라 차크라와 관련 있다. 이것을 이겨내는 방법은 건강한 믿음을 연습하는 것이다. 예를 들어 자신이 믿는 것들을 생각해보자. 스스로 고민해본 적 없이 단순히 익숙하기 때문에, 오래전부터 믿어왔기 때문에 믿는 것들이 얼마나 많은지 발견하면 놀랄 것이다. 가족과의 관계에 대해서도 깊이 생각해보자. 서로 풀지 못한 앙금이 있는가? 만일 있다면 무엇이 마음의 문을 가로막고 있는지 생각해보자.

수련

브륵샤아사나: 나무 자세

서서 하는 자세나 균형 잡는 자세가 물라다라 차크라를 돌보는 데 좋은 자세라는 말이 있으나 육체로 미묘한 에너지 세계를 직접 관장할 수는 없다. 그래도 나무 자세를 하면서 물라다라 차크라의 특성과 기능에 대해 생각해볼 수 있다.

매트 위에 서서 오른쪽 다리에 힘을 주고 왼쪽 다리를 접어서 왼쪽 발을 오른쪽 허벅지 안쪽이나 정강이 안쪽에 붙이고 선다. 만일 균형을 잡기 어려우면 왼쪽 발가락을 바닥에 가볍게 대고 발뒤꿈치는 오른쪽 발목 안쪽에 붙이고 서서 균형을 잡는다. 왼발을 오른 무릎 안쪽에 대는 것은 피하는 것이 좋다. 균형을 잘 잡고 서서 두 손을 가슴 앞으로 모아 5번 호흡한다. 같은 방법으로 반대쪽도 한다. 자세를 하면서 마음속으로 만트라를 외워보자. '나는 안전하다, 나는 두렵지 않다.'

세상을 자각하는 문들을 깨끗이 닦는다면
모든 것은 있는 그대로 보일 것이다.
윌리엄 블레이크 William Blake _ 영국의 시인

---

44 | 스바디스타나 차크라
천골 차크라

의미 │ 스바디스타나 차크라는 치골과 배꼽 사이에 위치하며 뿌리 차크라에 이은 두 번째 차크라로 성욕, 창조성, 창의력 등과 연관이 깊다.

중요성 │ 스바디스타나 차크라는 다른 사람과 관계 맺는 것에 관여한다. 좋은 인간관계의 기본은 자신에 대한 믿음과 자립심이고 이것은 요가 수련의 핵심이다.

효과 │ 건강하고 올바른 방법으로 성적 에너지를 표출하는 것도 스바디스타나 차크라와 관계가 깊다.

스바디스타나 차크라는 창조성, 성생활, 돈 등과 관련 있는 차크라로 무분별한 욕정과 욕망은 이 차크라의 불균형을 초래한다. 또한, 금전적 손실이나 성적 폭력 등 외부에서 오는 위협에 대한 공포심과도 관계가 있다. 인간관계에서 흔히 나타나는 분노, 수치심, 질투심과 죄책감 같은 감정을 일으키기도 한다.

반면에 균형 잡힌 스바디스타나 차크라는 스스로를 용서할 줄 아는 안정감, 다른 사람을 받아들일 줄 아는 넉넉함으로 원만한 인간관계를 유지할 수 있는 중심 역할을 한다. 다부진 자기주장과 결단력, 스스로를 보호하는 자신감도 이 차크라의 역할인데 이것은 모두 창의력과 성공적인 사회생활의 근간이 된다. 현대사회를 지배하는 두 가지 주요 요소가 무엇인지 생각해보라. 바로 돈과 성이다.

나와 내 주변 사람들과의 관계를 생각해보자. 긍정적이고 건강한 관계인가, 아니면 종속되고 타협하는 관계인가?

우리의 생각과 말과 행동이
우리를 둘러싸는 그물을 만든다.
스와미 비베카난다_ 인도의 힌두교 승려

수련

파당구쉬타나아사나 응용: 스콰 자세와 몸통 접기

    요가 매트 위에서 두 발을 골반보다 약간 넓게 벌려서 선다. 엉덩이가 무릎 아래로 내려올 때까지 천천히 무릎을 구부려 낮은 스콰 자세를 취한다. 두 손을 몸 앞 바닥에 내려놓고 내쉬는 호흡에는 다리를 펴면서 엉덩이를 올리고 상체를 숙여 몸을 접는다. 같은 방법으로 마시는 호흡에 다리를 다시 구부려 엉덩이를 내려 스콰 자세를 하고, 내쉬는 호흡에 다리를 펴고 상체를 접는 것을 8번 더 반복한다. 호흡과 함께 천천히 움직이면서 아랫배에 집중하며 스바디스타나 차크라를 정화하는 마음으로 수련하자. 그리고 오늘은 무엇이든 창의적인 활동을 해보자.

45 | 마니푸라 차크라
태양신경총 차크라

의미 | 마니푸라 차크라는 태양신경총 혹은 '배꼽 차크라'라고 부른다. 자신감에 관여하는 차크라이다.

중요성 | 자신을 믿고 의지하는 능력은 험난한 인생에서 길을 잃지 않도록 잡아줄 것이다.

효과 | 건강한 마니푸라 차크라는 자신감과 활력의 원천이다. 마니푸라 차크라가 균형을 잃으면 자기 비하에 빠지기 쉽다.

마니푸라 차크라는 자신의 성격, 자신감, 자아의식과 관계가 깊다. 이 차크라가 불균형 상태일 때는 피해 의식에 빠져 책임을 회피하고, 다른 사람의 의견과 비판에 감정적으로 반응하게 된다. 또한, 다른 사람에게 거절당하는 것에 대한 두려움 때문에 외모에 지나치게 집착한다. 대개 살이 찌면 뱃살이 늘어나는데 이곳이 바로 마니푸라 차크라가 있는 부분이다. 감정에 휘둘리거나 외모에 집착하는 경향이 있다면 마니푸라 차크라의 에너지 균형을 살펴볼 필요가 있다. 균형 잡힌 마니푸라 차크라는 어려움이 닥쳐도 담대하게 대처하고 극복해나갈 수 있는 힘을 준다. 도덕적인 판단과 행동도 이 차크라에 달렸다. 마니푸라 차크라가 건강하면 진정한 자신의 모습을 수용하고 존중하는 힘이 생겨 타인에게 인정받고자 노심초사하지 않는다. 자신이 건강한 마니푸라 차크라의 기질을 얼마만큼 갖고 있는지 생각해보자. 지금과 다른 삶을 꿈꾼다면 얼마나 자주 그런 생각을 하는지 살펴보자. 자주 한다면, 삶을 바꾸기 위해 어떤 노력을 하는지, 아니면 이미 포기하고 현재 상황에 안주하고 있는지 스스로에게 질문해보자.

수련

나바아사나와 아르다 나바아사나: 보트 자세와 변형된 보트 자세

매트 위에 두 다리를 앞으로 뻗고 앉는다. 뒤로 기대며 앉아 좌골로 균형을 잡고 두 다리를 바닥에서 들어올리고 팔은 앞으로 뻗어 등을 세워 보트 자세를 잡는다. 자세를 유지하면서 5번 호흡한다. '나는 할 수 있다!'라는 만트라를 마음속으로 외우자. 마지막 내쉬는 호흡에 바닥에 눕는다. 이번에는 머리와 다리를 10센티미터 정도 바닥에서 들어올리고 변형된 보트 자세를 유지하며 5번 호흡한다. 이번에는 마시는 호흡을 할 때 상체를 일으켜서 보트 자세로 다시 돌아와 5번 호흡한 후, 내쉬는 호흡에 다시 변형된 보트 자세로 돌아간다. 같은 동작을 15번 반복하며 복근을 강화하고 '나는 할 수 있다!'라고 자신에게 말하자. 자세를 끝낸 뒤에는 누워서 편안하게 쉬도록 한다. 힘들지만 당신은 해냈다!

허물을 벗지 못하는 뱀은 죽는다.
관점을 바꾸지 못하는 마음도 마찬가지다.

프리드리히 니체_ 독일의 철학자

46 | 아나하타 차크라
심장 차크라

의미 │ 네 번째 차크라인 아나하타 차크라는 가슴 부분에 위치하고, 사랑과 자비의 차크라이다.

중요성 │ 아나하타의 사랑은 나와 타인과의 경계와 다름을 뛰어넘는 깊고 넓은 범위의 긍정적 에너지이다. 이런 마음으로 살 수만 있다면 요가의 경지는 이미 가까이 와 있는 것이다.

효과 │ 건강한 아나하타 차크라는 사랑과 나눔의 에너지로 우리 마음을 가득 채운다. 반대의 경우는 미움과 경멸로 가득 채울 것이다. 당신은 둘 중 어느 것을 택할 것인가?

아나하타는 사랑과 용서, 자비의 차크라이다. 아나하타 차크라가 균형을 잃으면 마음에 분노와 후회, 이기심과 증오가 차오른다. 자신을 의심하고 외로움을 참지 못하는 것도 이 차크라와 관계가 깊다. 반면에 균형 잡힌 아나하타 차크라는 영감과 헌신, 자기 치유 능력의 중심점으로, 타인은 물론 자신을 향한 판단을 내려놓고 있는 그대로 받아들이는 여유를 갖게 한다. 생각만 해도 마음이 넉넉해지지 않는가!

아나하타 차크라를 계발하는 좋은 방법은 건강하고 긍정적인 관계를 위해 노력하는 것이다. 행여 거부당하고 상처받는 것이 두려울지라도, 좀 더 적극적으로 자신의 마음을 열고 솔직한 관계를 맺고자 노력해보자. 마음을 여는 데는 많은 용기가 필요하다. 용기를 내보자!

아직 용서하지 못하고 마음에 담아둔 사람이 있는지 생각해보자. 유쾌하지 않은 감정을 왜 품고 있는가? 그만 내려놓을 수 있겠는가?

수련

우스트라아사나: 낙타 자세

바닥에 무릎을 꿇고 앉아서 무릎을 골반 너비만큼 벌린다. 엉덩이를 올려 세우고 무릎으로 선 상태에서 두 손을 천골 가까이 올려 짚고 마시는 호흡에 척추를 늘리고 내쉬는 호흡에 골반을 천천히 앞으로 민다. 손은 천골 주변에 그대로 놓거나 발목을 잡는다. 무릎을 꾹 누르면서 가슴을 천장을 향해 올리며 활짝 편다. 이때 턱을 가슴 쪽으로 끌어와 앞을 봐도 좋고, 무리가 없다면 머리를 뒤로 떨구어도 된다. 5번의 호흡을 하면서 가슴속의 아나하타 차크라를 그리며 '나는 나를 사랑해, 나는 나를 용서해.'라고 속으로 되뇐다. 마시는 숨에 조심스럽게 몸을 세우고 무릎을 꿇고 앉아 양손을 가슴 앞으로 모으고 숨을 고르며 잠시 휴식한다. 같은 방법으로 3번 더 반복하며 가슴을 더 활짝 열어보자.

연민과 관용은 나약함의 표시가 아니다.
강함의 표시다.
달라이 라마Dalai Lama_ 티베트의 종교 지도자

---

47 비슛다 차크라
목 차크라

의미 │ 비슛다 차크라는 다섯 번째 차크라로 목 주변에 위치하며, 의지력과 솔직한 의사소통 능력을 뒷받침하는 차크라이다.

중요성 │ 확고한 의지가 있어야 뜻을 세울 수 있고, 용기가 있어야 뜻을 진실하게 표출할 수 있다. 주관 없이 대중에게 휩쓸려 다니다보면 길을 잃기 십상이다.

효과 │ 망설임 없이 자신의 마음을 솔직하고 자유롭게 표현하는 것은 진실을 향한 의식을 더욱 밝혀줄 것이다. 더 이상 숨기지도, 모르는척하지도, 도망가지도 말자.

비숫다 차크라는 자신의 의지와 선택, 솔직한 표현 능력과 연관이 있다. 비숫다 차크라가 균형을 잃으면 남에 대한 비방과 거짓, 의지력의 부재로 나타난다. 중대한 상황에서 결단을 내리지 못하거나 그로 인한 책임을 두려워하는 것과도 관계가 깊다. 또한, 영적 수련에 대한 막연한 두려움과 거부감 역시 이 차크라와 연관이 있다.

반면, 건강한 비숫다 차크라는 내 안의 목소리에 귀 기울이게 하며 그것을 꾸밈없이 표현하고, 그 책임과 무게를 받아들이는 용기의 원천이기도 하다. 언행일치 역시 균형 잡힌 비숫다 차크라의 발현인데, 자신의 행동이 생각과 어긋난다면 비숫다 차크라를 정화할 필요가 있다.

비숫다 차크라의 정화 방법은 항상 열린 마음으로 신념을 갖고 다른 이와 정직하고 투명하게 소통하는 것이다. 혹시 그렇게 하지 못할 때가 있는가? 언제, 누구와 있을 때 솔직하기가 어려운지, 또한 그 이유가 무엇인지에 대해서도 생각해보자.

모든 꿈은 결국 실현된다.
갈증은 해소되고 가슴은 사랑으로 가득 찬다.
귀스타브 플로베르Gustave Flaubert _프랑스 소설가

수련

마츠야아사나: 물고기 자세

매트 위에 다리를 쭉 펴고 눕는다. 두 손바닥을 허벅지 양옆에 붙이고 팔꿈치를 굽혀 바닥을 누르며 가슴과 머리를 바닥에서 들어올린 후, 머리를 뒤로 젖혀 정수리를 바닥에 내려놓는다. 팔꿈치로 바닥을 꾹 누르며 팔로 상체를 받치고 목의 앞부분을 열어 스트레칭한다. 다리에 힘을 주고 팔로 몸무게를 힘 있게 받친다. 열린 목 부분을 느끼며 5번 호흡하면서 '나는 진실하다, 나는 할 수 있다.'라고 속으로 외운다. 마지막 내쉬는 호흡에 바닥에 몸을 뉘고 잠시 쉬었다가 같은 동작을 3번 더 반복한다.

48 | 아기아 차크라
미간 차크라

의미 │ 여섯 번째 차크라인 아기아 차크라는 눈썹 사이에 위치하며 제3의 눈 차크라, 또는 '지혜의 차크라'라고도 부른다. 이 차크라는 지혜와 통찰, 즉 요가마인드와 연관이 있다.

중요성 │ 아기아 차크라는 자신이 습득한 정보와 지식, 경험의 조각을 종합해 내적 능력으로 단련하고 지혜로 재탄생시키는 기능을 한다. 이것은 요가의 최종 목표에 도달하는 데 있어 중요한 과정이다.

효과 │ 아기아 차크라는 두 개의 육체의 눈에 더해 제3의 눈, 즉 영혼의 눈이다. 영혼의 눈은 통찰과 지혜의 렌즈로 세상을 보는 것이다. 육체의 눈이 멀면 앞을 볼 수 없지만, 영혼의 눈이 멀면 무지의 암흑에 갇히게 된다.

아기아 차크라는 지혜와 직관, 통찰의 차크라이다. 자신의 생각을 객관적, 이성적으로 관찰하고 평가하는 능력, 어떠한 판단이나 왜곡된 해석 없이 다른 이의 생각을 객관적으로 경청하는 능력 역시 아기아 차크라와 연관이 있다. 있는 그대로, 자신을 솔직하게 성찰하는 것은 영적 성장을 위한 중요한 수련법이다. 아기아 차크라가 균형을 잃으면 내면의 성찰에 대한 불편함과 두려움을 느낄 수 있다. 반면, 건강한 아기아 차크라는 요가마인드의 원천이다. 균형 잡힌 아기아 차크라는 직관을 가지고 합리적이고 창조적으로 모든 일에 임할 수 있게 한다. 직관, 창의력, 합리성은 요가 수련에 있어서 꼭 필요한 세 가지 보물이다.

여러분은 내면의 변화를 꿈꾸는가? 그렇다면 어떤 변화를 꿈꾸는지 구체적으로 생각해보라. 그리고 그것을 이루고자 하는 의지가 있는지, 행동으로 옮길 준비가 되었는지 자문해보자.

단지 눈에 보이는 것만 보지 말고
마음의 눈을 통해 세상을 보아야 한다.
메리 크로우 도그Mary Crow Dog_아메리카 원주민 해방 운동가

수련

발라아사나: 아기 자세

매트 위에 무릎과 손바닥을 대고 책상 자세를 잡는다. 엉덩이를 천천히 내려서 앉은 후 엎드려 이마를 바닥에 내려놓는다. 이마가 바닥에 닿지 않을 경우는 베개나 블록을 이마 밑에 받쳐둔다. 두 팔은 다리 옆으로 내려서 편안하게 힘을 풀거나, 그것이 불편하다면 머리 옆으로 가볍게 뻗은 상태에서 어깨 힘을 푼다. 눈썹 사이를 의식하며 자신의 내면을 응시한다. 그리고 마음속으로 '나의 마음 깊은 곳을 응시한다.'라고 반복하여 말한다. 무리가 없다면 힘을 푼 상태에서 5분 정도 자세를 유지한다. 내면을 보고자 하는 노력에 저항을 느끼면 그 저항 자체를 응시하도록 한다.

사하스라라 차크라
정수리 차크라

의미 │ 사하스라라 차크라는 정수리 위치에 있는 일곱 번째 차크라로 우주 또는 신과 연결하는 신성한 차크라이다.

중요성 │ 꾸준한 수련을 통해 앞에서 배운 여섯 차크라의 건강과 균형을 돌보는 이유는 바로 사하스라라 차크라를 위함이다. 이 차크라는 요가의 뜻과 목적을 기억하고 따르게 한다.

효과 │ 균형 잡힌 사하스라라 차크라는 원대하고 높은 이상을 품고 열린 마음으로 사는 길을 열어준다.

사하스라라 차크라는 자신의 영성과 관련이 있다. 영성은 신, 또는 대자연과 하나되는 마음, 아낌없이 베풀고 다른 이를 위해 헌신하는 드넓은 마음이다. 이것은 박티 요가와 맥을 같이 한다.

균형을 잃은 사하스라라 차크라는 정체성 상실에 대한 불안, 외로움에 대한 두려움과 관련이 있다. 또한, 영적 잠재력을 차단해 마음에 깃든 어둠을 짙게 만드는 결과를 초래할 수 있다. 빛이 차단된 마음엔 당연히 지혜도, 통찰도 있을 수 없다.

반면에 건강한 사하스라라 차크라는 신 혹은 우주와 하나가 되는 충만함과 모든 생명과 한 치의 차별 없이 하나되는 하늘과도 같은 드높은 마음의 원천이다. 눈앞의 이익에만 매달리며 안절부절못하는 삶에서 해방되어 삶의 진정한 아름다움을 알아차리는 혜안을 얻는다. 긴 어둠의 터널 끝에는 밝은 빛이 있다!

깊은 성찰의 시간은 누구에게나 필요하다. 그러한 시간을 갖고자 했지만 실패한 경험이 있다면 무엇이 걸림돌이 되었는지 되짚어보자. 그리고 지금, 다시 도전할 수 있는지도 생각해보자.

빛과 어둠이 함께하는 모든 시간이 기적이다.

월트 휘트먼Walt Whitman _ 미국의 시인

수련

벽에 다리 올리고 눕기

사하스라라 차크라 수련을 위해서는 정수리를 바닥에 대고 머리 서기 자세를 완벽히 해야 할 것 같지만 실제로 그렇지 않다. 사하스라라 차크라 수련의 직접적인 방법은 만트라를 외우고, 명상을 하며, 바른 생각과 옳은 행동을 하는 것이다.

다리를 벽에 올려 거꾸로 세워 놓고 눕는 자세를 해보자. 빈 벽을 찾아서 무릎을 구부리고 벽 앞에 바짝 붙어 옆으로 눕는다. 좌골이 벽에 닿게 가까이 누워야 한다. 옆으로 누워서 다리를 하나씩 벽으로 올린다. 상체가 천장을 보도록 바로 눕는다. 가능하면 좌골은 계속 벽에 가까이 붙인 상태, 그리고 등은 판판하게 바닥에 누운 상태가 되도록 해보자. 두 팔은 편안하게 옆으로 내려놓고 몸을 편안히 한다. 마음속으로 '나는 혼자가 아니다.' 혹은 '나는 헌신한다.'를 반복하여 말한다. 10분 동안 누워서 편안하게 호흡하며 깊게 이완한다.

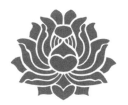

하타 요가

하타 요가는 정화를 목적으로 하는 육체적 요가 수련법이다.
이 장에서는 아쉬탕가 요가, 아헹가 요가, 회복 요가를 소개하는데,
이 외에도 매우 다양한 종류와 이름의 요가 수련법이 있다.
이 장에서 소개하는 세 가지 요가 스타일은 모두 크리슈나마차리아의
제자들이 세상에 널리 알리고 수십 년 동안 이어오면서
다양한 종류의 육체적 요가 탄생에 영향을 미쳤다.

50 | 아쉬탕가 빈야사 요가

의미 │ 파타비 조이스가 체계화한 아쉬탕가 요가는 강렬한 요가 자세와 보정법, 반복적 움직임으로 잘 알려져 있다. 매우 활동적인 프로그램이어서 주로 젊고 건장한 사람들이 선호한다.

중요성 │ 강렬하고 육체적인 아쉬탕가 요가는 도전적인 서양인의 기질과 잘 맞물려서 미국을 비롯한 서구에서 오랫동안 사랑받고 있다.

효과 │ 빈야사는 보통 한 호흡에 한 동작을 하며 호흡과 움직임을 함께 하는 것으로 호흡의 리듬에 맞춰 물 흐르듯 동작을 끊임없이 이어가야 한다. 사람에 따라서는 다소 과도한 수련법이라고 느낄 수 있다.

파타비 조이스는 크리슈나마차리아의 문하에서 요가 지도자로 성장했다. 크리슈나마차리아는 인도의 마이솔을 근거지로 활동했던 요기이자 요가 학자로서 하타 요가를 서양에 알려 대중화하는 데 매우 중요한 역할을 한 인물로 '현대 요가의 아버지'로 불린다.

아쉬탕가 요가에는 총 여섯 개의 시리즈가 있고 시리즈별로 각기 다른 목적을 갖고 있다. 아쉬탕가 요가 수련생들은 각 시리즈마다 이미 정해진 동작과 시퀀스를 그대로 따라 해야 하고, 오로지 지도자의 허락 아래 동작을 바꾸거나 다음 시리즈로 넘어갈 수가 있다. 아쉬탕가 요가는 빈야사, 우짜이 호흡, 드리쉬티와 반다 모두를 이용한다.

여섯 개의 시리즈 중 첫 번째 시리즈는 기초 과정으로 고관절에 집중하는데, 앉아 있는 시간이 많은 현대인에게 고관절 운동은 필수적이다. 이런 이유로 첫 번째 시리즈를 '요가 테라피'라고 부르기도 한다. 아쉬탕가 요가의 특징 중 두드러지는 두 가지는 정렬법과 강한 보정법이다. 전통적 방법과는 차이가 있는 정렬법과 공격적인 보정법은 아쉬탕가 요가의 대중화에 한계로 작용하기도 한다.

수련

요가 초보자라면 아쉬탕가 요가는 실력 있는 지도자를 찾아서 안전하게 수련하는 것이 중요하다. 태양 경배 자세 A와 B를 하고 나면 삼각 자세, 비튼 삼각 자세, 옆구리 늘이기 자세, 비튼 옆구리 늘이기 자세, 앞으로 숙이기 자세처럼 서서 하는 자세가 많은데, 경험 많은 지도자는 여러분의 몸에 맞도록 안전한 방법을 권하고 조심스럽게 보정하며 지도해줄 것이다. 보정을 너무 많이 하거나 무리하게 강요하는 지도자는 피하는 것이 좋다. 특히 처음 자세를 배울 때 자신에게 맞게 보정하는 방법을 함께 배우는 것이 중요하다.

서서 하는 자세를 하는 동안 다음의 다섯 가지를 기억하자. 바닥을 발로 힘껏 민다. 대퇴근을 수축해서 무릎뼈를 허벅지 쪽으로 올린다. 배에 힘을 준다. 척추를 길게 유지한다. 우짜이 호흡을 한다.

모든 것은 꼭 이루어질 것이다.
수련하고 또 수련하라.
파타비 조이스_아쉬탕가 요가의 창시자

51 | 아헹가 요가

의미 │ 아헹가 역시 하타 요가의 한 종류로 B.K.S. 아헹가가 수련하고 개발한 프로그램이다. 아헹가 요가의 특징은 정렬법을 매우 강조하는 것인데 주로 완벽주의자들이 좋아한다.

중요성 │ 아쉬탕가 요가가 춤을 추듯 흐르는 움직임을 중요시하는 반면, 아헹가는 요가 자세 하나하나를 정확히 하며 오랫동안 유지하고 동작을 하나씩 끊어가는 절제의 묘미가 있다.

효과 │ 한 동작을 고정하여 오래 유지하는 것은 말처럼 쉽지 않다. 육체적인 어려움은 말할 것도 없고 인내심과 집중력이 함께 필요하기 때문이다.

아헹가 역시 크리슈나마차리아의 제자로 파타비 조이스와 거의 동시대에 수련했는데 두 사람이 완전히 다른 스타일의 요가를 한 것이 흥미롭다. 그러나 그 이유는 의외로 간단하다. 비록 한 스승 밑에 있었지만, 두 사람의 성격이 다르니 당연히 요가 수련 방법도 서로 다른 것이다.

각자의 성격과 체력 조건에 맞는 요가를 찾아 수행하는 것은 매우 자연스러운 일이다. 아쉬탕가 요가는 힘과 강한 체력이 필요한 빈야사를 중시하지만, 아헹가 요가는 한 동작에 시간과 정성을 많이 들여 정확하고 확실하게 하는 것에 중점을 둔다. 아쉬탕가 요가는 블록, 벨트, 볼스터 같은 요가 도구 사용을 권하지 않지만, 아헹가 요가는 요가 도구뿐만 아니라 의자, 책상, 벽까지도 도구로 사용한다. 도구를 이용해 무리 없이 자세를 취하고 부상을 방지하기 위해서다. 요가 도구는 초보자들이 자세를 안전하고 효과적으로 배우는 데 유용하다.

우리가 가진 육체의 문제는 고치고 개선하는 것이
마땅할 때가 있고, 수용하고 보듬는 것이 지혜로울 때가 있다.
요가 수련을 통해 이 두 가지를 분별하는 지혜를 배울 수 있다.

B. K. S. 아헹가

수련

도구를 사용한 앉은 전굴 자세

요가 매트 위에 담요나 방석을 두툼하게 깐다. 벨트나 요가 스트랩도 함께 준비해둔다. 방석이나 담요의 가장자리 부분에 좌골을 얹고 다리를 앞으로 뻗으며 골반을 가볍게 앞으로 숙일 수 있도록 각도를 잡는다. 벨트를 발바닥에 둘러서 걸치고 상체를 숙이며 두 손으로 팽팽하게 당겨 잡는다. 마시는 호흡에 가슴을 펴고 등을 편다. 내쉬면서 벨트를 당기며 상체를 앞으로 기울이며 햄스트링 스트레칭을 한다. 허벅지 근육에 힘을 주고 가능한 한 척추는 곧게 편 상태에서 호흡하며 견디기 힘들 때까지 자세를 유지한다.

52 | 회복 요가

의미 │ 회복 요가 역시 하타 요가의 한 종류이지만, 아쉬탕가 요가나 아헹가 요가처럼 적극적인 힘과 인내심이 필요한 요가와는 매우 다르다. 다시 말해 근육을 최대한 편안하게 이완하는 것에 초점을 둔 요가이다.

중요성 │ 회복 요가는 근육을 힘 있게 쓰고 강제적으로 늘이는 대신 베개, 담요, 쿠션, 볼스터 같은 도구를 사용해 몸을 더 편안하게 하며 자세를 잡고 천천히 수동적으로 근육을 스트레칭한다. 따라서, 자세 하나하나를 천천히 잡고 오랜 시간 유지하는 것이 중요하다.

효과 │ 회복 요가는 '요가 자세를 한다'라기보다는 '요가 자세 속에 몸을 담근다'는 표현이 더 어울린다. 몸을 최대한 이완한 상태에서 생각도 마음도 몸과 함께 휴식하는 것에 초점을 두기 때문이다.

회복 요가는 몸과 마음의 긴장을 풀고 의도적으로 이완하고 휴식함으로써 기를 재충전하는, 이름 그대로 원기 충전이 목적이다. 자기 노력을 들여 의식적으로 하는 휴식은 매우 적극적인 종류의 이완으로 수면과는 다른 차원의 휴식이다. 부교감 신경을 활성화하여 소화와 순환을 돕고, 면역력을 높이며, 스트레스를 감소시킨다. 회복 요가를 꾸준히 수련하면 교감 신경과 부교감 신경의 균형이 개선되어 밤에 숙면할 수 있으며 활기 넘치는 아침을 맞이할 수 있다. 또 다른 장점은 여러 가지 도구를 이용하기 때문에 남녀노소 누구나 편안하게 할 수 있다. 휴식하며 원기를 회복하는 시간은 누구에게나 필요하기 때문에 모든 사람에게 이로운 요가라 해도 과언이 아니다.

회복 요가는 '비니 요가'에서 출발하였다. 비니 요가 역시 하타 요가의 한 종류로 데시카차르T.K.V. Desikachar가 개발한 요가 프로그램이다. 그는 크리슈나마차리아의 아들이자 제자 중 한 사람이다.

요가 수련자로서 때로는 땀 흘리고 힘을 쓰는 요가 수련을 해야 할 때도 있고, 이완하고 내려놓는 수련을 해야 할 때도 있다. 자신의 몸과 성향, 생활방식에 맞는 요가를 하는 것도 중요하지만, 한 가지 방법에만 매달리지 않고 다양하게 경험하고 배워 수련의 폭을 넓히는 것도 좋은 방법이다.

수련

비파리타 밧다코나아사나: 누워서 하는 나비 자세

요가 볼스터 두 개와 담요를 넉넉하게 준비한다. 요가 매트 위에 담요를 깔고 볼스터를 매트의 긴 쪽과 90도가 되게 놓는다. 그리고 또 하나의 볼스터를 그 위에 놓아 볼스터 두 개를 T자 형태로 둔다. 준비한 볼스터를 등 뒤에 받치고 누워서 등 전체와 머리를 편안하게 기대며 비스듬히 눕는다. 그 상태에서 무릎을 구부려서 열어두고 두 발은 모아 다리 모양을 마름모꼴로 만든다. 벌려둔 무릎 밑에 담요를 두툼하게 깔아 다리를 지지하고 상체는 담요로 덮는다. 두 팔은 양옆으로 열어 바닥에 내려놓고 편안하게 쉬도록 하자. 5분에서 10분 정도 시간을 맞춰두고 눈을 감고 천천히 호흡한다.

진리는 모든 것이 비워진
고요한 마음속에서 울리는 진동이다.
루미 Rumi _ 13세기 이란의 시인

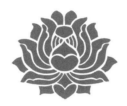

용어 설명

구루 '어둠을 걷어내는 자'라는 뜻으로, 영적 스승을 일컫는 말이다.

니야마 라자 요가의 두 번째 단계로 매일 실천하는 자가 수련의 다섯 가지 규범을 담고 있다.

라자 요가 라자 요가는 '요가의 여덟 개의 가지(단계)'를 일컫는 이름이고, 이의 또 다른 이름은 '요가의 왕도'이다. 라자 요가는 완전히 깨어 열린 의식의 상태를 위한 수련법이다.

마하바라타 비야사가 지은 전쟁 대서사시로 판다바 왕족과 카우라바 왕족 간의 이야기를 담고 있다. 바가바드기타는 마하바라타 속의 일부분으로 요가 철학이 두드러지게 나타나는 부분이다.

물라 뿌리 혹은 근본을 뜻하며, 세 개의 반다 중 하나이다.

빈야사 비는 '특정한 방법', 니야사는 '위치하기'를 뜻하는 합성어로 '특별한 방법으로 위치하기'를 의미한다. 흔히 플랭크 자세, 차투랑가, 위로 향한 개 자세, 아래로 향한 개 자세를 모두 부드럽게 이어서 하는 것을 일컫는 말로 호흡과 움직임을 하나로 일치시키는 시스템이다.

스와미 요가 철학과 수련에 대한 깊은 이해와 통찰을 지닌 힌두 수도승에게 주는 존경의 마음을 담은 이름이다.

아르주나 바가바드기타에 나오는 전쟁은 판다바 왕족과 카우라바 왕족 간의 싸움이다. 둘은 사촌지간이었으나 판다바 왕국은 카우라바 왕족에 의해 몰락해가고 있었다. 아르주나는 판다바 왕족의 왕자이면서 전쟁을 이끄는 장수이다. 전쟁의 서막에서는 불행한 상황을 비탄하며 주저앉아버리지만, 스승 크리슈나의 도움으로 다시 일어선다.

아트만 고대 요가 문헌에는 동일한 의미를 가진 여러 개의 다른 단어를 흔히 볼 수 있다. 브라만, 순수한 의식, 신, 영적 존재, 진정한 자아, 아트만은 다른 단어이면서도 그 의미는 비슷하다.

야마 라자 요가의 8단계 중 첫 번째 단계로 생활 속에서 하지 말아야 할 다섯 가지 규범으로 이루어져 있다.

우디야나 위로 솟다, 날다는 뜻으로, 세 가지 반다 중 하나이다.

우짜이 바람 소리를 만들어내며 호흡하는 방법으로 교감 신경을 자극하고 몸을 덥게 하는 효과가 있다.

잘란다라 잘라는 '그물망', 다라는 '흐름'을 의미하며 세 개의 반다 중 하나이다.

차크라 차크라의 말뜻은 바퀴, 원판이다. 요가에서 차크라는 우리 몸에 있는 에너지의 중심으로 때로는 정화함으로, 때로는 배워 익힘으로 여물어가는 우리 삶의 모습과 밀접한 관계가 있다.

크리슈나 판다바 왕족과 카우라바 왕족 간의 전쟁에서 아르주나를 이끌어주는 스승이자, 신의 현신이다. 아르주나에게 삶의 진리에 대한 가르침을 베풀어 아르주나가 슬픔과 좌절을 딛고 일어나 옳은 결정을 내릴 수 있도록 돕는다.

추천 도서

《**치유** *You Can Heal Your Life*》루이스 헤이 | 요가 철학에 관한 책은 아니지만, 마음의 작용이 육체에 어떻게 영향을 미치는지에 대해 배우기 좋은 책이다. 자신의 어떤 면이 영적 성장의 걸림돌이 되는지를 고심하는 것은 요가마인드를 키우는 데 유용한 방법이다.

《**곰돌이 푸, 인생의 맛** *The Tao of Pooh*》벤저민 호프 | 삶에 대한 인식의 전환을 다룬 책. 곰돌이 푸가 주인공으로, 평화로운 삶에 대한 방법을 쉽고 재미있게 가르쳐준다.

《**영혼을 위한 7단계 치유의 힘** *Anatomy of the Spirit*》캐롤라인 미스 | 차크라의 균형을 통해 자신의 삶을 개선하는 방법에 대해 말한다. 허를 찌르는 강렬한 질문으로 우리로 하여금 생각하게 만드는 책이다.

《*Yoga Sutras of Patañjali*》| 스와미 사치다난다의 요가수트라 해석본. 요가 수련자뿐 아니라 누구나 요가수트라를 읽을 수 있도록 쉽게 풀어서 썼다.

• 아래는 스와미 파르타사라티의 책으로, 나열된 순서대로 읽기를 권한다.

《*The Fall of the Human Intellect*》| 파르타사라티는 다른 책에 앞서 이 책을 읽으라고 권한다. 요가마인드를 키워가는 데 좋은 준비 작업이 될 수 있다.

《*Governing Business and Relationships*》| 인간관계 혹은 비즈니스 속에서 우리는 왜 실패하는지, 또 어떻게 하면 성공할 수 있는지를 말해주는 지침서다.

190

《*The Holocaust of Attachment*》 | 우리를 병들게 하는 집착에 관해 솔직하고 뼈아픈 성찰을 할 수 있도록 도와준다.

《*Vedanta Treatise: The Eternities*》 | 베단타는 요가 철학의 모태로 모든 수련자들이 보고 익혀야 하는 중요한 철학서이다. 시간이 없어서 하나만 골라 봐야 한다면 이 책을 권한다. 이 책은 진정한 자아의 깨달음에 대한 당신의 호기심을 모두 해결해줄 것이다.

《*Bhagavad Gita*》 | 바가바드기타의 번역과 해설본은 이미 다양하게 나와 있지만, 그중에서 파르타사라티가 번역한 이 책은 일관된 논리와 탄탄한 내용으로 바가바드기타를 친절히 소개한다.

옮긴이 | 문지영 Jee Moon

2002년부터 요가 수련을 시작하여 2006년부터 세계 각지를 여행하며
여러 스승을 만나고 다양한 종류의 요가와 명상을 경험하였다.
2010년부터 미국의 세인트루이스에 보금자리를 틀고 폴 그릴리와 공부
하면서, 요가 철학, 인요가, 명상을 주로 가르치는 요가 지도자로 활동하
고 있다.《인사이트 요가》,《폴 그릴리의 인요가》를 감수했다.

요가마인드

초판 인쇄 2020년 11월 10일
초판 발행 2020년 11월 25일

지은이   리나 자쿠보윅스
옮긴이   문지영
펴낸이   진영희
펴낸곳   (주)터치아트
출판등록   2005년 8월 4일 제396-2006-00063호
주소   10403 경기도 고양시 일산동구 백마로 223, 630호
전화번호   031-905-9435 팩스 031-907-9438
전자우편   touchart@naver.com

ISBN 979-11-87936-39-8 02510